Die entbürokratisierte Pflegedokumentation

Eine Chance für die Pflege

Von Mathias Berger

1. Auflage
Berlin 2015

Herstellung und Verlag:
BoD – Books on Demand, Norderstedt

ISBN 978-3-7392-1465-8

Die entbürokratisierte Pflegedokumentation

Inhaltsverzeichnis

1. Einleitung 4
2. Entbürokratisierte Pflegedokumentation 6
   - 2.1 Hintergründe 6
   - 2.2 Wird jetzt alles besser? 18
   - 2.3 Vor- und Nachteile 22
3. Wie geht es weiter? – Ein Blick in die Zukunft 27
4. Implementierungsstrategie 30
5. So könnte die entbürokratisierte Pflegedokumentation aussehen 36
   - 5.1 Stammblatt 36
   - 5.2 Strukturierte Informationssammlung 37
   - 5.3 Maßnahmenplanung 38
   - 5.4 Durchführungsnachweis mit Pflegebericht und Evaluation 39
6. Ausfüllanleitungen zur Pflegedokumentation 40
   - 6.1 Eingangsfragen an den Klienten und persönliche Einschätzung des Klienten der pflegerischen Situation 40
   - 6.2 Kognitive und kommunikative Fähigkeiten 42
   - 6.3 Mobilität und Beweglichkeit 45
   - 6.4 Krankheitsbezogene Anforderungen und Belastungen 48
   - 6.5 Selbstversorgung 51
   - 6.6 Leben in sozialen Beziehungen 56

Die entbürokratisierte Pflegedokumentation

6.7 Nur ambulante Pflege: Haushaltsführung 59

6.8 Nur stationäre Einrichtungen: Wohnen und Häuslichkeit 61

6.9 Erste fachliche Einschätzung der für die Pflege und Betreuung relevanter Risiken und Phänomene 63

6.10 Ausfüllanleitung zur Maßnahmenplanung 67

6.11 Ausfüllanleitung zum Durchführungsnachweis und Pflegebericht 74

7 Fallbeispiel 79

7.1 Beispiel anhand eines praktischen Falles zum Ausfüllen der Strukturierten Informationssammlung (SIS) 79

7.2 Was bewegt Sie im Augenblick? Was können wir für Sie tun? Was bewegt Sie? 80

7.3 Kognitive und kommunikative Fähigkeiten 81

7.4 Mobilität und Beweglichkeit 82

7.5 Krankheitsbezogene Anforderungen und Belastungen 83

7.6 Selbstversorgung 84

7.7 Leben in sozialen Beziehungen 85

7.8 Haushaltsführung 86

8. Literaturverzeichnis 87

Die entbürokratisierte Pflegedokumentation

1. Einleitung

„Was nicht dokumentiert ist, ist nicht erbracht"

Diesen Satz musste ich schon vor vielen Jahren während meiner Ausbildung oft hören. Die PDL hat ihn fast täglich benutzt. Schon damals habe ich mich gefragt ob das tatsächlich so sein soll und ob es vielleicht nicht auch anders geht? Meine Ausbildung habe ich in einer stationären Einrichtung absolviert. Wir, die Pflegekräfte, mussten immer sehr viel dokumentieren. Den Durchführungsnachweis, in der Größe eines DIN A4 Blattes, konnte man noch 3-mal auseinanderklappen und hatte dann ein 6 seitiges Formular welches nach jedem Dienst mühsam durchgearbeitet werden musste. Mir ist bereits zu dieser Zeit aufgefallen, dass die Pflegekräfte die Handzeichen einfach setzten, ohne wirklich darauf zu achten was sie da eigentlich „abkürzeln". Täglich wiederkehrende Pflegemaßnahmen werden oft vom Pflegepersonal mit einem Handzeichen quittiert ohne die pflegerische Situation tatsächlich objektiv zu bewerten. So habe ich beobachtet, dass im Durchführungsnachweis beispielsweise „Bew. mobilisieren" abgezeichnet wurde obwohl am selben Tag im Pflegebericht beschrieben wurde, dass es dem Bewohner nicht gut ging und er im Bett verblieb.

Eine weitere Tatsache die mir bereits während der Ausbildung negativ auffiel war, dass Bewohnerakten von Anfang an mit

Die entbürokratisierte Pflegedokumentation

sämtlichen verfügbaren Formularen vollgestopft wurden. Es gab eine „Mustermappe" und nach diesem Muster mussten alle neuen Dokumentationsmappen ausgestattet werden. Dies ist heute, aus eigener Erfahrung, in den meisten Einrichtungen noch immer so. Aus meiner Sicht ist dies jedoch der falsche Ansatz. Die Pflegedokumentationen sollten am Anfang nur mit den nötigsten Formularen versehen werden. Werden zusätzliche Assessmentformulare benötigt, kann man diese später in die Pflegedokumentation einbringen und ausfüllen. Es werden in den meisten Einrichtungen Assessmentformulare ausgefüllt, obwohl der Klient in diesem Bereich gar kein Risiko aufweist. So ist den Formularen an beispielsweise sechs aufeinanderfolgenden Monaten zu entnehmen, dass kein Risiko vorliegt. Ein sinnfreies Vorgehen ohne jegliche Aussagekraft! Es wird Zeit dass sich hier grundlegend etwas ändert.

Die entbürokratisierte Pflegedokumentation

2. Entbürokratisierte Pflegedokumentation

2.1 Hintergründe

Die Bundesregierung gab im Jahr 2013 eine Studie in Auftrag um den bürokratischen Aufwand in der Pflege zu ermitteln. Im April 2013 wurden die Ergebnisse dieser Studie vorgestellt: Rund 2,7 Milliarden Euro müssen jedes Jahr für die Pflegedokumentation aufgebracht werden. Für 2,7 Milliarden Euro könnten in jeder Pflegeeinrichtung Deutschlands 3 Vollzeitkräfte zusätzlich eingestellt werden.

Das statistische Bundesamt hat ermittelt, dass eine Pflegefachkraft im Schnitt 6 Stunden und 26 Minuten für das Anlegen der Pflegedokumentation aufbringen muss wenn ein Klient in ein Pflegeheim einzieht.

Dem Bundesverband privater Anbieter sozialer Dienste (bpa) zufolge muss eine Pflegekraft von ihren 8 Stunden Arbeitszeit rund eine Stunde für die Pflegedokumentation aufwenden.

Angesichts des bereits vorhandenen und sich zukünftig zuspitzenden Fachkräftemangels sind diese Fakten mehr als bedenklich. Statt immer mehr zu dokumentieren, muss der Aufwand für die tägliche Pflegedokumentation erheblich reduziert werden, da er die Arbeitsbedingungen, Arbeitsmotivation und Arbeitszeit der Pflegekräfte beeinflusst und somit die Attraktivität des Pflegeberufes mitbestimmt.

Die entbürokratisierte Pflegedokumentation

Aus diesen und weiteren Gründen legte die Ombudsfrau zur Entbürokratisierung der Pflege (OBF) Elisabeth Beikirch im Bundesministerium für Gesundheit im Juli 2013 Empfehlungen zur Effizienzsteigerung der Pflegedokumentation vor.

Folgende Ziele wurden mit der Entwicklung des neuen Strukturkonzeptes für die Pflegedokumentation verfolgt[1]:

- Bisherige fachliche und juristische Aussagen zur Dokumentation zu hinterfragen,
- Kritikpunkte aus der Fachpraxis und von den Verbrauchern aufzugreifen,
- Die Bedeutung von fachlicher Kompetenz und beruflicher Erfahrung der Pflegenden stärker herauszustellen,
- Den zeitlichen Aufwand für die Pflegedokumentation möglichst zu minimieren und eine gemeinsame Grundlage für die interne und externe Qualitätssicherung zu schaffen
- Schaffung einer gemeinsamen Grundlage zur Pflegedokumentation für Heimaufsichten, Kranken- und Pflegekassen, Medizinischen Diensten der Krankenkassen und Prüfdienst der Privaten Krankenversicherung e.V.

(1) Elisabeth Beikirch et al, 2014, Abschlussbericht zum Projekt „Praktische Anwendung des Strukturmodells – Effizienzsteigerung der Pflegedokumentation in der ambulanten und stationären Langzeitpflege"; S. 6.

Die entbürokratisierte Pflegedokumentation

Die entbürokratisierte Pflegedokumentation soll sich zukünftig nicht mehr am 6-stufigen Pflegeprozessmodell von Fiechter und Meier orientieren sondern basiert nun auf dem WHO Modell mit 4 Schritten und den zugehörigen folgenden 4 Elementen:

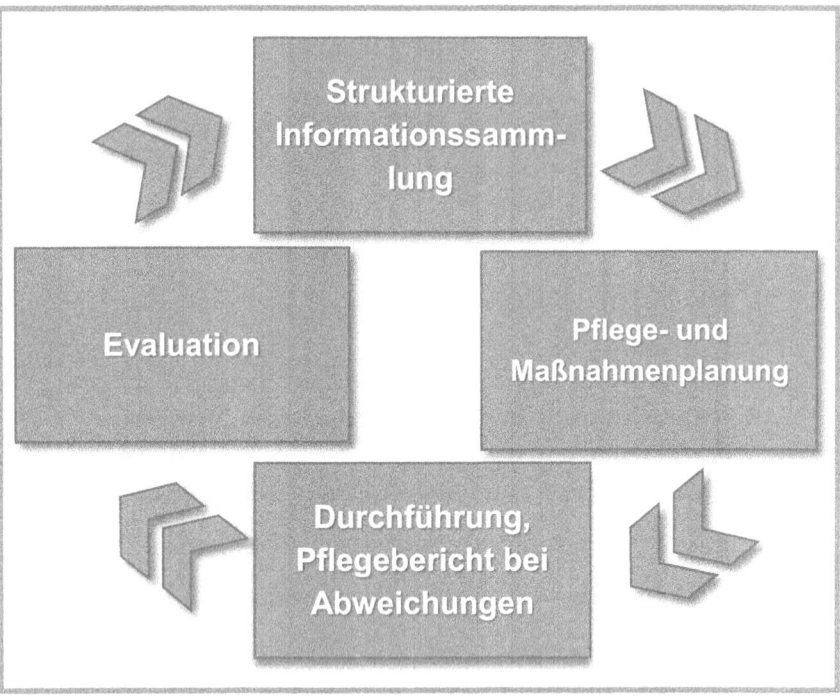

Grafik 1: Pflegeprozessmodell nach WHO

Die entbürokratisierte Pflegedokumentation

1. Strukturierte Informationssammlung (SIS)

2. Individuelle Pflege- und Maßnahmenplanung

3. Durchführung der Pflege im Zusammenhang mit der veränderten Vorgehensweise mit dem Pflegebericht

4. Evaluation

Die entbürokratisierte Pflegedokumentation

1. Strukturierte Informationssammlung (SIS)

Die Strukturierte Informationssammlung (SIS) steht am Anfang des Pflegeprozesses. Sie wird zunächst im Rahmen des Erstgespräches eingesetzt und kann zu einem späteren Zeitpunkt bei veränderten pflegerischen Voraussetzungen oder zur Evaluation erneut eingesetzt werden.

Entwickelt wurde die SIS auf Basis des „Neuen Begutachtungsassessments" (NBA). Das NBA ist in 7 bzw. 8 Module gegliedert die in der SIS in 5 bzw. 6 pflegerelevante Kontextkategorien (Themenfelder) eingeteilt wurden:

1. Kognition und Kommunikation
2. Mobilität und Bewegung
3. Krankheitsbezogene Anforderungen und Belastungen
4. Selbstversorgung
5. Leben in sozialen Beziehungen
6. Für ambulante Pflegedienste: Haushaltsführung
   Für stationäre Einrichtungen: Wohnen und Häuslichkeit

Die Reihenfolge der Themenfelder kann im Erstgespräch variabel verändert werden.

Die entbürokratisierte Pflegedokumentation

Die SIS ist in vier Abschnitte eingeteilt:

Im ersten Abschnitt werden die allgemeinen Daten wie z.b. der Name der pflegebedürftigen Person eingetragen.

Im zweiten Abschnitt wird die persönliche und individuelle Sichtweise des Pflegebedürftigen und / oder seinen Angehörigen zu seiner aktuellen Situation, zu Wünschen und Erwartungen an die Pflege und ggf. auch pflegerelevante biografische Daten im Originalwortlaut verschriftlicht. Dieser Abschnitt soll dazu dienen ein Gespräch zu initiieren und dem Pflegebedürftigen und / oder seinen Angehörigen entsprechend Raum zu geben. Für die Pflegeperson hervorzuheben ist, dass die Aussagen genauso schriftlich fixiert werden sollen wie sie gemacht wurden.

Der dritte Abschnitt steht für den „fachlichen Filter". Entlang der 5 bzw. 6 Themenfelder beschreibt die Pflegefachkraft die pflegerische Situation des Pflegebedürftigen. Hier werden pflegerische Probleme und Ressourcen ausformuliert. Sollte ein Themenfeld nicht von Bedeutung sein, so ist dies zu vermerken um den Prozess des Erstgespräches nachvollziehbar zu gestalten. Bereits hier kann die Pflegefachkraft mögliche Risiken eintragen und mit dem Pflegebedürftigen und / oder seinen Angehörigen mögliche Maßnahmen besprechen und schriftlich festhalten. Zu jedem Themenfeld wurden Leitfragen im Formular hinterlegt um die Pflegefachkraft den Einstieg in das Themenfeld zu erleichtern.

Die entbürokratisierte Pflegedokumentation

Diese Leitfragen sind keineswegs dazu geeignet den Pflegebedürftigen während des Erstgesprächs abzufragen

Die Matrix Risikoeinschätzung stellt den vierten Abschnitt der SIS dar. Mittels eines einfachen, gezielt eingesetzten Ankreuzverfahrens wird von der Pflegefachkraft eine erste pflegefachliche Einschätzung zu Risiken und Phänomenen (z.B. Dekubitus, Sturz, Inkontinenz etc.) im Zusammenhang mit den 5 bzw. 6 Themenfeldern verlangt. Die Matrix stellt das Initialassessment dar. Wird z.B. das Dekubitusrisiko des Pflegebedürftigen als gegeben eingestuft, dann ist das entsprechende Differentialassessment (z.B. Braden- oder Norton-Skala) in die Pflegedokumentation einzubringen und pflegefachlich weiter einzuschätzen. Wird von der Pflegefachkraft kein Risiko erkannt, kann sie jedoch das Feld „Beobachten" ankreuzen um ein bestimmtes Risiko weiter zu beobachten und nach einem festgelegten Zeitraum erneut überprüfen. Wird kein Risiko festgestellt und eine Beobachtung nicht nötig ist, dann kreuzt die Pflegefachkraft dies entsprechend an und kann bei der nächsten regelmäßigen Evaluation dieses Risiko erneut einschätzen. Ein weiteres Vorgehen ist dann nicht nötig.

Im Formular für die ambulante Pflege wurde zusätzlich das Feld „Beratung" in die Matrix integriert, wenn zu einem Risiko Beratung notwendig wird und erfolgt ist. Die Beratung bzw. Reaktionen des Pflegebedürftigen und / oder seiner Angehörigen auf die

Die entbürokratisierte Pflegedokumentation

Beratung können in den Themenfeldern im dritten Abschnitt (oder auf einem Extrabogen) knapp festgehalten werden.

Außerdem wurde in der Matrix – Risikoeinschätzung ein weiteres Feld („Sonstiges") eingefügt um ein weiteres individuelles Risiko des Pflegebedürftigen hinzuzufügen.

Die entbürokratisierte Pflegedokumentation

2. Individuelle Pflege- und Maßnahmenplanung

Der Begriff „Maßnahmenplanung" im Strukturmodell wurde gewählt, weil sich die Maßnahmen in der Planung aus den Bereichen Grundpflege, psychosoziale Betreuung, hauswirtschaftlicher Versorgung und Behandlungspflege vermischen.

Die individuelle Maßnahmenplanung entspricht der bisher bekannten Pflegeplanung und wird auf Grundlage aller erfassten Informationen der SIS erstellt. Insbesondere sollen hier die Informationen aus dem zweiten Abschnitt der SIS und zur Selbstbestimmung des Pflegebedürftigen mit einfließen.

Da pflegerische Probleme und Ressourcen in der SIS bereits erfasst wurden, müssen diese nun nicht erneut in der Maßnahmenplanung erfasst werden.

Das Festlegen von Pflegezielen aus pflegefachlicher Sicht entfällt, da als Zielsetzung die Angaben des Pflegebedürftigen und / oder seinen Angehörigen im zweiten Abschnitt der SIS betrachtet werden können. Die hier fixierten Angaben sind von der Pflegefachkraft durch die Maßnahmenplanung möglichst zu erfüllen und sollten regelmäßig bei Veränderungen der pflegerischen Situation oder in festgelegten Abständen evaluiert werden.

In der stationären Pflege empfiehlt es sich, die Maßnahmenplanung als Tagesstruktur mit festgelegten Zeiträumen bzw. Zeitkorridoren zu gliedern. In der Planung werden alle Komponenten

Die entbürokratisierte Pflegedokumentation

des pflegerischen Handlungsbedarfs inklusive der Behandlungspflege und Maßnahmen zu festgestellten Risiken in Verbindung mit Evaluationsdaten festgelegt.

In ambulanten Einrichtungen kann die Maßnahmenplanung anhand der ausgehandelten Einsätze ausgerichtet werden. Hier empfiehlt sich außerdem eine Gliederung nach den Leistungskomplexen ggf. mit Zeitangaben. Auch hier werden alle Komponenten des pflegerischen Handelns inklusive der Behandlungspflege und Maßnahmen zu festgestellten Risiken in Verbindung mit Evaluationsdaten festgelegt.

Die entbürokratisierte Pflegedokumentation

3. Durchführung der Pflege / Pflegebericht mit Fokussierung auf Abweichungen

Auf der Grundlage der Maßnahmenplanung führt das Pflegepersonal alle pflegerischen Handlungen durch. Die täglich wiederkehrende grundpflegerische Versorgung kann im stationären Bereich mit einem Handzeichen gebündelt im Durchführungsnachweis abgezeichnet werden. Die behandlungspflegerischen Maßnahmen müssen aus rechtlicher Sicht weiterhin einzeln von der Pflegefachkraft mittels Handzeichen quittiert werden.

Im ambulanten Bereich dient der Durchführungsnachweis als Abrechnungsdokument mit den Kostenträgern. Daher kann hier keine gebündelte Abzeichnung erfolgen.

Ein Eintrag im Pflegebericht bei ausschließlich routinemäßiger Durchführung der Pflege ist nicht notwendig.

Sollte die Pflege nicht so durchgeführt werden können wie in der Maßnahmenplanung beschrieben, so muss dies im Durchführungsnachweis kenntlich gemacht und im Pflegebericht ausführlich beschrieben werden. Sollte die Abweichung an mehreren aufeinanderfolgenden Tagen auftreten, so sollte ggf. die SIS erneut ausgefüllt und die Maßnahmenplanung angepasst werden.

4. Evaluation

Die Evaluation sollte von der gleichen Pflegefachkraft geplant und durchgeführt sowie ggf. die SIS und die Maßnahmenplanung

Die entbürokratisierte Pflegedokumentation

verändert, angepasst oder neu erstellt werden, die das Erstgespräch geführt bzw. die SIS zum ersten Mal ausgefüllt hat.

Die zeitlichen Abstände der Evaluation kann die Pflegefachkraft in Absprache mit dem Pflegebedürftigen und / oder seinen Angehörigen planen. Die Pflegefachkraft sollte die Zeitabstände zwischen den einzelnen Überprüfungen nicht zu lang- aber auch nicht zu kurzfristig setzen. Hierbei sollte sie sich auf ihre fachliche Ausbildung und Erfahrung stützen.

Es sollte in jedem Fall eine routinemäßige Evaluation nach einem bestimmten Zeitraum geplant werden, bei der die gesamte Dokumentation überprüft und ggf. angepasst wird. Sollten sich keine Änderungen ergeben ist die Evaluation durch die Pflegefachkraft trotz dessen zu dokumentieren. Sind pflegerische Risiken beim Pflegebedürftigen festgestellt worden so sollte die Evaluation der Differentialassessments bzw. der entsprechenden geplanten Maßnahmen kurzfristiger erfolgen.

Differentialassessments, Skalen, Trink- und Essprotokolle sollten nur im kleinstmöglichen Umfang geführt werden. Auch hier sollte die Pflegefachkraft kurzfristig evaluieren und entscheiden inwieweit diese Assessments, Skalen oder Protokolle für den Pflegebedürftigen zielführend sind.

Die entbürokratisierte Pflegedokumentation

2.2 Wird jetzt alles besser?

Von Oktober 2013 bis Januar 2014 wurde ein Praxistest der entbürokratisierten Pflegedokumentation mit 26 stationären Pflegeinrichtungen und 31 ambulanten Pflegediensten durchgeführt. Für die ambulanten und stationären Pflegeeinrichtungen wurde keine Musterdokumentation vorgelegt. Lediglich die Strukturierte Informationssammlung (SIS) war vorgegeben [...] um die Vielfalt und die individuellen fachlichen Gegebenheiten in den Pflegeeinrichtungen zu erhalten und eine möglichst hohe Identifikation mit der Pflegedokumentation im Rahmen des Praxistests – auch im Dialog mit dem internen Qualitätsmanagements – entstehen zu lassen.[1]

Im Praxistest sollte erprobt werden, inwieweit die Pflegefachkräfte die SIS nutzen und die Informationen in die Maßnahmenplanung einfließen lassen. Außerdem sollte der Praxistest zeigen [...] ob in den fünf bzw. sechs pflegerelevanten Themenfelder alle für die Pflege relevanten Informationen abgebildet werden können und ob diese verständlich und nachvollziehbar für die Pflegefachkräfte sind[2].

(1) Elisabeth Beikirch et al, 2014, Abschlussbericht zum Projekt „Praktische Anwendung des Strukturmodells – Effizienzsteigerung der Pflegedokumentation in der ambulanten und stationären Langzeitpflege"; S. 13.

(2) (1) Elisabeth Beikirch et al, 2014, Abschlussbericht zum Projekt „Praktische Anwendung des Strukturmodells – Effizienzsteigerung der Pflegedokumentation in der ambulanten und stationären Langzeitpflege"; S. 14.

Die entbürokratisierte Pflegedokumentation

Weiterhin sollte erprobt werden wie stark der zeitliche und schriftliche Aufwand minimiert werden kann ohne an Übersichtlichkeit einzubüßen.

Die Pflegeeinrichtungen sollten bei mindestens 10 Neuaufnahmen die veränderte Pflegedokumentation praktisch anwenden und keine weitere parallele Pflegedokumentation zum Einsatz kommen.

Schnell zeigte sich im Praxistest, dass Einrichtungen mit EDV-gestützter Pflegedokumentation größere Probleme bei der Anwendung der neuen Pflegedokumentation hatten. Außerdem zeigte sich, dass in Einrichtungen ohne zentrales Qualitätsmanagement die Umsetzung der entbürokratisierten Pflegedokumentation deutlich schneller voran ging.

Die Ergebnisse des Praxistests waren nach der Auswertung erfreulich gut: So wird im Abschlussbericht deutlich, dass in 43 % aller Anwendungen der SIS die Umsetzung „sehr gut" verstanden wurde und zu 52 % die Umsetzung „gut" verstanden wurde.

Mehr als 2/3 der im Anschluss an den Praxistest befragten Pflegeeinrichtungen bewerteten die SIS als nachvollziehbar und gaben an alle pflegerelevanten klientenbezogenen Faktoren mit der SIS erfassen zu können.

Die entbürokratisierte Pflegedokumentation

Auch die Fragestellung ob die erprobte entbürokratisierte Pflegedokumentation einfacher zu handhaben ist wurde zu über 75 % mit „Ja" beantwortet.

Die Frage der Zeiteinsparung mit der veränderten Pflegedokumentation wurde auch sehr positiv beantwortet: So gaben die stationären Einrichtungen an 50 % Zeit bei der Bearbeitung von Formularen einzusparen und 30 % bei der Erhebung von verschiedener Daten.

Die ambulanten Einrichtungen gaben eine Zeitersparnis von 40 % bei der Bearbeitung von Formularen und 35 % bei der Erhebung der verschiedenen Daten an.

Während des Praxistests fanden zudem einige Begutachtungen von Pflegebedürftigen durch den MDK statt bei denen die veränderte Pflegedokumentation angewandt wurde. Die Gutachter/-innen äußerten sich ebenfalls äußerst positiv gegenüber der Übersichtlichkeit und der Aussagekraft der Pflegedokumentation.

Während des Praxistests konnten die Pflegeeinrichtungen weitere positive Erfahrungen sammeln: So wurde beispielsweise schnell festgestellt, dass sich mit der SIS die biografischen Informationen des Pflegebedürftigen erfassen lassen. Dies bedeutet einen Wegfall des zusätzlichen Biografiebogens und somit eine Einsparung von, je nach Einrichtung, bis zu 14 zusätzlichen Blättern.

Die entbürokratisierte Pflegedokumentation

Abschließend ist festzustellen, dass einige Einrichtungen die neue Form der Pflegedokumentation beibehalten wollen und diese nun für alle Klienten einsetzen, da eine deutliche zeitliche Entlastung und positive Wirkung auf die Mitarbeiter festzustellen ist. Die größere Zahl von Pflegeeinrichtungen will erst einmal abwarten ob sich das erprobte Verfahren durchsetzt, würden jedoch dann sehr schnell die neue Pflegedokumentation einsetzen.

Die entbürokratisierte Pflegedokumentation

2.3 Vor- und Nachteile

Die neue entbürokratisierte Pflegedokumentation wird in der Öffentlichkeit insgesamt sehr positiv bewertet. Es gibt jedoch auch negative Meinungen. Insbesondere Frau Krohwinkel hat sich in einem Artikel der Fachzeitschrift „Die Schwester – Der Pfleger" (Ausgabe 7 vom Juli 2014) äußerst kritisch zur neuen Form der Pflegedokumentation geäußert. Sie beklagt, dass sich die Expertengruppe des Projektes „Effizienzsteigerung der Pflegedokumentation in der ambulanten und stationären Altenpflege" nur auf ihr veraltetes Modell der AEDL stützen und scheinbar keine Kenntnis ihres seit 2006 verfügbaren ABEDL – Assessment- und Diagnosemodells haben. Frau Krohwinkel bemängelt in diesem Zusammenhang, dass die [...] Projektverantwortlichen ihre Einschätzung im Vorfeld mit der Urheberin der Fördernden Prozesspflege und des dort integrierten ABEDL – Systems hätten klären können. Wenn dies geschehen wäre, hätten die vorliegenden Fehleinschätzungen vermieden werden können, auf deren Grundlage nun das ABEDL System abgelöst und das SIS – System bundesweit eingeführt werden soll.[1]

---

(1) Monika Krohwinkel, Neues Modell engt denken ein, ePaper: Die Schwester Der Pfleger, 53. Jahrg., Ausgabe 7, 2014, S. 703

Die entbürokratisierte Pflegedokumentation

Frau Krohwinkel übt außerdem Kritik an der Maßnahmenplanung [...] die (lediglich) auf Grundlage einer Informationssammlung, eines Aushandlungsprozesses und einer Risikoeinschätzung erfolgen [2] [...] soll. Sie bezeichnet dies als Rückschritt, da nicht mehr beurteilt werden kann, ob die abgeleiteten Maßnahmen fachlich korrekt und zielführend sind, wenn Diagnosen fehlen, unzutreffend oder oberflächlich sind. Weiterhin bemängelt sie, dass Mit-betroffene Bezugspersonen mit Anwendung der SIS faktisch unsichtbar bleiben.

Im zuletzt genannten Kritikpunkt muss ich Frau Krohwinkel ganz klar widersprechen. Die Bezugspersonen bleiben keinesfalls unsichtbar, denn mit Anwendung der SIS wird im zweiten Abschnitt der persönlichen Sichtweise des Pflegebedürftigen selbst und / oder seinen Angehörigen bzw. Bezugspersonen zur pflegerischen Situation Raum gegeben. Diese persönliche Einschätzung soll von der Pflegefachkraft im Originalwortlaut niedergeschrieben werden. Bezugspersonen oder Angehörige werden hier ganz klar in die Pflegedokumentation einbezogen.

Frau Krohwinkel hat in diesem Artikel noch viele weitere Kritikpunkte geäußert die ich teilweise nachvollziehen kann, es sich jedoch nicht lohnt diese hier vollständig aufzuzeigen.

---

(1) Monika Krohwinkel, Neues Modell engt denken ein, ePaper: Die Schwester Der Pfleger, 53. Jahrg., Ausgabe 7, 2014, S. 699

Die entbürokratisierte Pflegedokumentation

Ein Artikel im Internet auf der Internetpräsenz www.pflege-management.de bemängelt, dass tausende Pflegeeinrichtungen viel Zeit und Geld investiert haben um ihre Dokumentation „MDK- und Haftungssicher" zu machen. Es wurden über einen langen Zeitraum Strukturen in den Einrichtungen aufgebaut, [...] die zwar nicht wirklich gut sind, aber funktionieren. [...][1]. Nun werden diese Strukturen mit der Einführung der veränderten Pflegedokumentation eingerissen und es muss erneut viel Zeit und Geld investiert werden um die Pflegedokumentation zu implementieren.

---

(1) Kommentar zur Entbürokratisierung der Pflegedokumentation, [http://www.pflege-management.de/kommentar-zur-entbuerokratisierung-der-pflegedokumentation/; abgerufen am 22.09.2014 um 18:31 Uhr]

Die entbürokratisierte Pflegedokumentation

Im Folgenden stelle ich die für mich wichtigsten Vor- und Nachteile der neuen entbürokratisierten Pflegedokumentation in einer tabellarischen Übersicht kurzgefasst dar:

Vorteile	Nachteile
Zeiteinsparung (langfristig)	Für die Implementierung sehr hohe Kosten und hoher Zeitaufwand
Kosteneinsparung (langfristig)	Meist aufwendiger Fortbildungsbedarf
Pflegefachkräfte verlassen sich wieder mehr auf ihre Fachlichkeit und ihre berufliche Erfahrung	Aktuell fehlende Kompatibilität mit den MuG
Die Dokumentation bekommt wieder mehr praktischen Bezug zum Arbeitsalltag	Gefahr der erneut ausufernden Differentialassessments, Skalen, Protokolle
Übersichtlichkeit der Pflegedokumentation	Gefahr des „Vergessens" wichtiger Informationen beim Ausfüllen der SIS
Pflegedokumentation wird wieder gelesen	Aktuell fehlende Ergebnisse aus Langzeittests

Die entbürokratisierte Pflegedokumentation

MDK unterstützt die neue Form der Dokumentation	Hoher Aufwand zur Anpassung der Ausbildungsstrukturen und -institutionen
Ausrichtung am NBA mittels 5 bzw. 6 Themenfeldern	
SIS rückt den Pflegebedürftigen noch mehr in den Mittelpunkt	
Neue Pflegedokumentation ist haftungsrechtlich abgesichert	

Die entbürokratisierte Pflegedokumentation

3. Wie geht es weiter? – Ein Blick in die Zukunft

Im Abschlussbericht zum Projekt „Praktische Anwendung des Strukturmodells – Effizienzsteigerung der Pflegedokumentation in der ambulanten und stationären Langzeitpflege" wurde sehr ausführlich auf das weitere Vorgehen eingegangen.

Als besonders wichtig erachtet wurden dabei 4 Aspekte:

1. Pflegefachlicher Aspekt

    Der Umgang mit der SIS und Risikoeinschätzung sowie mit dem 4-phasigen Pflegeprozessmodell soll verfestigt werden. Die Verfahren der externen Qualitätssicherung sollen außerdem an die veränderte Pflegedokumentation angepasst werden.

2. Bildungspolitischer Aspekt

    Die Pflegefachkräfte sollen im Hinblick auf die veränderte Pflegedokumentation aus-, fort- und weitergebildet werden. In Frage kommt auch eine Ausbildungsreform der Pflegeberufe.

3. Juristischer Aspekt

    Anpassung der Rechtssetzung sowie Anpassungen zum Beruferecht und zu beruflichen Sorgfaltspflichten

Die entbürokratisierte Pflegedokumentation

4. Die entbürokratisierte Pflegedokumentation soll außerdem an die Rahmenbedingungen der teilstationären Einrichtungen angepasst und praktisch erprobt werden

Die gesamte Implementierungsstrategie ist für einen Zeitraum von ca. 2 Jahren geplant.

Innerhalb dieser Zeitspanne ist geplant allgemeine Verfahrenshinweise und Erläuterungen zur praktischen Umsetzung auszuarbeiten, sowie eine zentrale Steuerungsfunktion auf Bundesebene zu schaffen und die Zusammenarbeit mit den Bundesländern, den Heimaufsichten, dem MDS, dem MDK, den Krankenkassen und dem Prüfdienst des Verbandes der Privaten Krankenversicherung e.V. zu intensivieren. Außerdem soll unverzüglich die Kompatibilität der entbürokratisierten Pflegedokumentation zu den Maßstäben und Grundsätzen zur Sicherung und Weiterentwicklung der Pflegequalität hergestellt werden.

Das Bundesgesundheitsministerium soll die benötigten finanziellen und sächlichen Ressourcen zur Verfügung stellen.

Ab sofort werden in verschiedenen Bundesländern Fortbildungen zum „Multiplikator für die Entbürokratisierung der Pflegedokumentation" angeboten. Die Multiplikatoren sollen dann in den ambulanten und stationären Pflegeeinrichtungen die Fortbildungen der Pflegefachkräfte voranbringen.

Die entbürokratisierte Pflegedokumentation

Außerdem gaben die Pflegeeinrichtungen die sich an dem Praxistest beteiligt haben, Empfehlungen zum weiteren Vorgehen bei der Implementierung ab.

So wurden von den Einrichtungen verschiedene Vorschläge zur Anpassung der SIS gemacht, beispielsweise sollten die Leitfragen zu den Themenfeldern nicht mehr im Formular angegeben sein, sondern eher auf einem Beiblatt mit zusätzlichen praktischen Beispielen. Weiterhin sollte für die breit ausgerichtete Implementierungsstrategie eine genauere Verfahrensanweisung zur Erstellung der Maßnahmenplanung herausgegeben werden.

Ob die Verantwortlichen des Projektes diesen Empfehlungen nachkommen bleibt abzuwarten.

Die entbürokratisierte Pflegedokumentation

4. Implementierungsstrategie

Im Folgenden möchte ich Ihnen sehr vereinfacht aufzeigen wie Sie die Entbürokratisierte Pflegedokumentation in Ihrer Einrichtung implementieren können.

Bei dem Vorhaben der Implementierung ist es sehr wichtig, dass der Träger der Einrichtung, die Führungsebene, das Qualitätsmanagement und das Pflegepersonal die Implementierung unterstützen und erforderliche finanzielle, sächliche, zeitliche und persönliche Ressourcen in den Prozess der Implementierung einbringen.

Das Vorgehen beschreibe ich Anhand des PDCA – Zyklus. Zuerst eine kurze Übersicht, im Anschluss werde ich auf die Punkte genauer eingehen.

PLAN

- Informationen über das Vorhaben an alle Mitarbeiter sowie Kunden und evtl. Betriebsrat herausgeben
- Benennung einer verantwortlichen Person oder eines Teams
- Erarbeiten eines Zeitplans für die Implementierung
- Klärung der erforderlichen personellen, zeitlichen, sächlichen, räumlichen und finanziellen Ressourcen
- Analyse der Kompetenzprofile aller Beteiligten sowie des Schulungsbedarfs

Die entbürokratisierte Pflegedokumentation

DO

- Fortbildungen aller Beteiligten organisieren und durchführen, bzw. Multiplikator schulen
- Erstellen bzw. Anpassung der Formulare an die Rahmenbedingungen der Einrichtung
- Überprüfen der Funktionalität und Zweckbestimmung jedes einzelnen Formulars
- Prüfung des Dokumentationsaufwandes zwischen fachlichen Erfordernis und ggf. betriebl. Vorgaben für andere Zwecke
- Prüfung und ggf. Anpassung der vorhandenen Leistungs- und Stellenbeschreibungen
- Testen der Dokumentation in kl. Rahmen

CHECK

- Regelmäßige Berichterstattung über den aktuellen Stand
- Hinderliche und förderliche Faktoren beschreiben
- Befragung der Beteiligten zu Vorteilen / Nachteilen der veränderten Dokumentation
- Auswertung der Ergebnisse des Tests und der Befragung
- Ggf. Anpassung der Formulare

ACT

- Vorstellung der Pflegedokumentation und der Ergebnisse der Auswertung
- Schulung aller weiteren Mitarbeiter und Beteiligten der neuen Pflegedokumentation

Die entbürokratisierte Pflegedokumentation

- Umstellung auf die neue Pflegedokumentation mit jeder neuen Aufnahme eines Kunden oder bei Evaluation der Pflegedokumentation

PLAN:

Wenn das Vorhaben so weit gereift ist, dass es in die Planung gehen soll, sollten alle Personen die mit der Pflegedokumentation in Berührung kommen über die neue Pflegedokumentation informiert werden. Diese Informationen können schriftlich (z.B. per Informationsschreiben, Flyer etc.) oder auch mündlich (z.B. Teamsitzung, Angehörigenabend, extra organisierte Informationsveranstaltung) an alle Mitarbeiter und Kunden weitergegeben werden. Vielleicht finden sich während der Teamsitzung bereits interessierte Mitarbeiter die sich am Implementierungsprozess aktiv beteiligen möchten.

Im Anschluss wird eine verantwortliche Person oder ein Team (mit Teamleiter) benannt, die in Qualitätszirkeln die Implementierung planen und durchführen. Ideal hierbei ist ein Qualifikationsmix aus verschiedenen Bereichen der Pflegeeinrichtung.

Im Team wird dann ein Zeitplan für die Umsetzung des Vorhabens ausgearbeitet. Der Zeitplan sollte sich unbedingt an die zur Verfügung gestellten zeitlichen, personellen und finanziellen Ressourcen orientieren.

Die entbürokratisierte Pflegedokumentation

Im weiteren Verlauf sollten die Kompetenzprofile aller Beteiligten analysiert werden um den Schulungsbedarf festzustellen.

DO:

Mindestens eine Person aus dem Team sollte für die neue Pflegedokumentation geschult werden. Diese Person kann dann ihr Wissen aus der Fortbildung an alle weiteren Beteiligten multiplizieren.

Nun ist es an der Zeit die Formulare der entbürokratisierten Pflegedokumentation zu erstellen bzw. vorhandene Formulare an die Rahmenbedingungen der Einrichtung anzupassen. Alle Teammitglieder sollten hier beteiligt werden um die Identifikation der Mitarbeiter mit der Pflegedokumentation zu steigern.

Jedes erstellte bzw. angepasste Formular sollte auf Funktionalität und Sinn und Zweck in der Dokumentation geprüft werden. Wichtig bei diesem Schritt ist es den rechtlichen Hintergrund zu beachten. Bei Bedarf sollte ein Experte befragt werden.

Der neue Dokumentationsaufwand sollte nun unter Beachtung pflegefachlicher Erfordernisse und ggf. betrieblicher Vorgaben geprüft werden.

Ggf. müssen Leistungsbeschreibungen, Stellenbeschreibungen, Pflegestandards oder Leitlinien der Einrichtung angepasst werden

Die entbürokratisierte Pflegedokumentation

Sind alle Vorbereitungen abgeschlossen, kann die neue Pflegedokumentation in kleinem Rahmen praktisch überprüft werden. Beispielsweise könnte eine Pflegefachkraft die neue Dokumentation für 5 Neuaufnahmen verwenden. Diese wird dann möglichst von am Projekt Beteiligte für einen vorher festgelegten Zeitraum geführt und ausprobiert.

CHECK:

Bereits während des kleinen Tests kann die Pflegefachkraft jederzeit Bericht über den Erfolg oder Misserfolg der Erprobung erstatten. Stärken und Schwächen sollte sie notieren und ggf. sofort an die am Projekt Beteiligten weiterleiten. Wenn eklatante Fehler oder Schwächen bemerkt werden sollte hier unverzüglich nachgearbeitet und ausgebessert werden. Insgesamt sollte die Pflegefachkraft die Vorteile und Nachteile der erprobten Pflegedokumentation erfassen und dem Team zeitnah vorstellen.

Der Test sollte dann mit allen Beteiligten ausgewertet und das weitere Vorgehen besprochen und organisiert werden.

Ist die neue Pflegedokumentation für den Pflegealltag geeignet kann sie auf breiter Front eingeführt werden:

Die entbürokratisierte Pflegedokumentation

ACT:

Nun sollten alle weiteren Mitarbeiter die mit der Pflegedokumentation in Berührung kommen geschult werden. Idealerweise zuerst theoretisch „off the job" und danach mit fachlicher Begleitung „on the job".

Wird die Pflegedokumentation eingeführt sollten auch alle Kunden und deren Angehörige darüber informiert werden. Ggf. kann erneut eine Informationsveranstaltung durchgeführt und die neue Pflegedokumentation vorgestellt werden.

Die entbürokratisierte Pflegedokumentation kann dann praktisch eingesetzt werden. Hier sollte schrittweise vorgegangen und auf die neue Dokumentation z.B. bei jeder Neuaufnahme oder bei jeder regelhaften bzw. außerordentlichen Evaluation umgestellt werden.

Die vollständige Umstellung sollte nach spätestens 6 Monaten abgeschlossen sein. In der Zwischenzeit können Teamsitzungen einberufen werden um Probleme zu besprechen und gemeinsam Lösungen im Team zu finden.

Wenn die Implementierung erfolgreich abgeschlossen wurde, sollten die Beteiligten des Projektes eine Anerkennung für ihre (zusätzliche) Arbeit erhalten. Das erhält die Motivation und kann sich positiv auf das Arbeitsklima auswirken.

Die entbürokratisierte Pflegedokumentation

5. So könnte die entbürokratisierte Pflegedokumentation aussehen

Nun gebe ich Ihnen einige Beispiele wie die neue schlanke Pflegedokumentation aussehen könnte.

5.1 Stammblatt

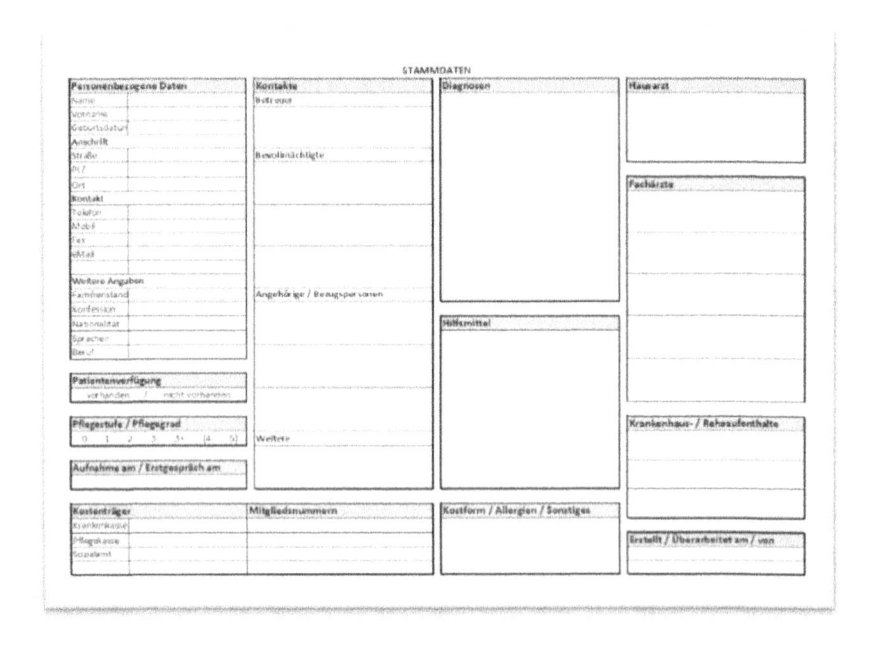

STAMMDATEN

Personenbezogene Daten	Kontakte	Diagnosen	Hausarzt
Name	Betreuer		
Vorname			
Geburtsdatum			
Anschrift			
Straße	Bevollmächtigte		
PLZ			Fachärzte
Ort			
Kontakt			
Telefon			
Mobil			
Fax			
eMail			
Weitere Angaben			
Familienstand	Angehörige / Bezugspersonen		
Konfession			
Nationalität		Hilfsmittel	
Sprachen			
Beruf			
Patientenverfügung			
vorhanden / nicht vorhanden			
Pflegestufe / Pflegegrad			Krankenhaus- / Rehaaufenthalte
0 1 2 3 (4 5)	Weitere		
Aufnahme am / Erstgespräch am			
Kostenträger	Mitgliedsnummern	Kostform / Allergien / Sonstiges	
Krankenkasse			
Pflegekasse			Erstellt / Überarbeitet am / von
Sozialamt			

Die entbürokratisierte Pflegedokumentation

5.2 Strukturierte Informationssammlung

Die entbürokratisierte Pflegedokumentation

5.3 Maßnahmenplanung

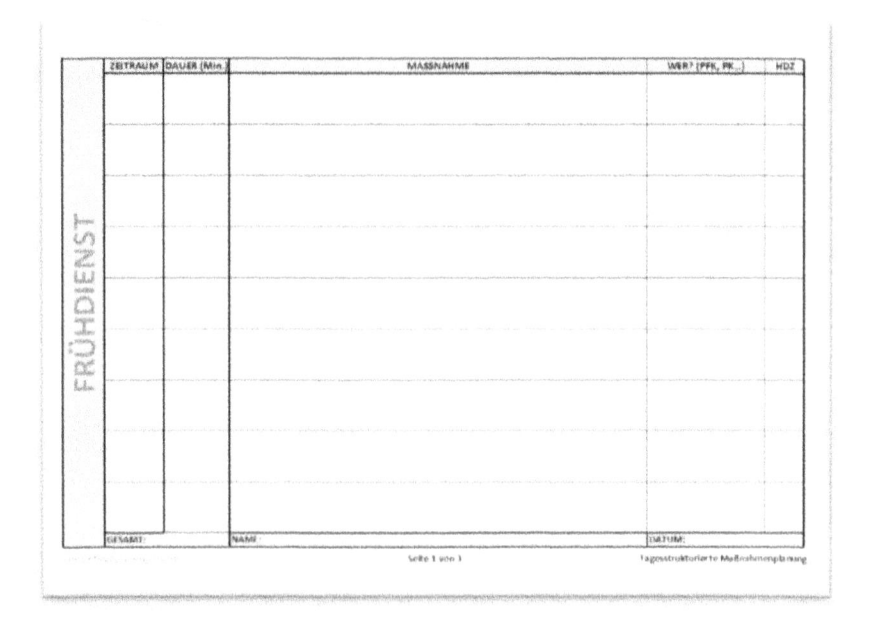

Die entbürokratisierte Pflegedokumentation

5.4 Durchführungsnachweis mit Pflegebericht und Evaluation

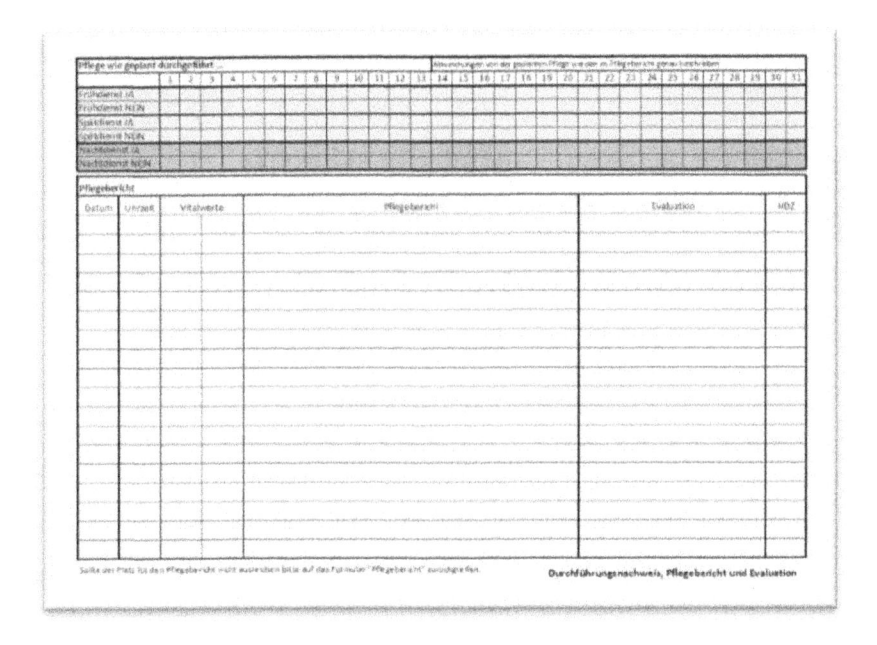

Die entbürokratisierte Pflegedokumentation

6. Ausfüllanleitungen zur Pflegedokumentation

6.1 Eingangsfragen an den Klienten und persönliche Einschätzung des Klienten der pflegerischen Situation

Lassen Sie hier den Pflegebedürftigen frei erzählen.

Wenn die pflegebedürftige Person sich selbst nicht adäquat äußern kann, dann übernehmen die Angehörigen bzw. Bezugspersonen dies.

Die Äußerungen die Sie schriftlich festhalten sollten insbesondere die pflegerelevanten Themen behandeln.

Lassen Sie den Pflegebedürftigen frei erzählen, hören Sie aktiv zu, helfen Sie die richtigen Formulierungen für Wünsche und Ängste der pflegebedürftigen Person und deren Angehörigen zu finden und versuchen sie die wichtigen Aussagen herauszufiltern und aufzuschreiben.

Sie könnten auch bei Bedarf eine digitale Aufnahme des Gespräches machen, wenn die pflegebedürftige Person bzw. seine Angehörigen dies erlauben.

Sollte die Erzählung der pflegebedürftigen Person zu weit vom Thema abschweifen, dann versuchen Sie das Gespräch wieder in die richtige Richtung zu lenken. Unterbrechen Sie jedoch den Erzähler nicht unnötig.

Die entbürokratisierte Pflegedokumentation

Und bedenken Sie, dass Sie nur begrenzten Platz zur Verfügung haben. Sie können auch die Aussagen auf einem separaten Blatt mitschreiben und die wichtigsten Aussagen dann in das Formular eintragen.

Es erfordert schon etwas Übung diesen Teil der SIS richtig auszufüllen. Sie können aber z.b. jederzeit mit Kollegen oder anderen Vertrauenspersonen das Ausfüllen üben.

Geben Sie die Aussagen des Erzählers unbedingt im Wortlaut wieder. Diese Aussagen sind zukünftig die Ziele ihres pflegerischen Auftrages (Vorher Ziele in der Pflegeplanung).

Sie können natürlich oft nicht alle Wünsche des Pflegebedürftigen erfüllen, Sie können jedoch bestimmte Maßnahmen mit der pflegebedürftigen Person aushandeln um diese Wünsche zu erfüllen. Vorteil dieses Vorgehens ist, besonders in der ambulanten Pflege, herauszufinden in welchem Verhältnis die Angehörigen zur pflegebedürftigen Person stehen und welche Aufgaben diese übernehmen würden.

Schreiben Sie hier bitte keine fachliche Einschätzung und Interpretationen in das Formular.

Das Bearbeiten der gesamten SIS sollte ein Gespräch sein und keine Abfrage von fachlichen Aspekten. Sie können auch zuerst die fachlichen Themenfelder bearbeiten und nebenher die Aussagen des Pflegebedürftigen in dieses Feld notieren.

Die entbürokratisierte Pflegedokumentation

6.2 Kognitive und kommunikative Fähigkeiten

In diesem Themenfeld behandeln Sie aus fachlicher Sicht die kognitiven und kommunikativen Fähigkeiten des Pflegebedürftigen.

Einige beispielhafte Fragemöglichkeiten sind bereits in der oberen Zeile dargestellt.

Bezogen auf die "frühere Pflegeplanung" würden Sie hier die AEDL`s "Kommunizieren können", "Für eine sichere Umgebung sorgen" und "Sich beschäftigen können" sowie teilweise "Soziale Beziehungen" und "Existenzielle Erfahrungen" abhandeln.

Beschreiben Sie hier Probleme und Ressourcen des Pflegebedürftigen zu folgenden Themen:

- Sprechen,
- Hören,
- Sehen,
- Fühlen,
- Denken,
- Verstehen,
- zeitliche Orientierung,
- örtliche Orientierung,
- situative Orientierung,
- persönliche Orientierung,
- Erkennen von Gefahren,

Die entbürokratisierte Pflegedokumentation

- Beseitigen von Gefahren.
- Ist die pflegebedürftige Person in der Lage die vorhandenen Hilfsmittel (Hörgeräte, Sehhilfen usw.) selbstständig sinngemäß einzusetzen?
- Kann sie selbst Hilfe anfordern?
- Ist sich die Person ihrer gesundheitlichen Lage bewusst?
- Kann sie pflegerische Probleme selbst kompensieren?
- Gibt es herausfordernde Verhaltensweisen, wie Umherwandern, hin- oder weglaufen, (nächtliche) Unruhe, aggressiv-abwehrendes Verhalten, ablehnendes Verhalten gegenüber verschieden Personen?
- Werden männliche oder weibliche Pflegekräfte bevorzugt?
- Kann die pflegebedürftige Person lesen oder / und schreiben?
- Können Vorlieben und Abneigungen verbal oder nonverbal geäußert werden?
- Gibt es Erkrankungen die die Kommunikation beeinflussen (z.B. Trachealkanüle, Beatmung usw.)?
- Ist die pflegebedürftige Person sehr kommunikativ oder zieht sie sich gern aus Gesprächen zurück?

Beschreiben Sie hier konkret die pflegerische Situation von Problemen und Ressourcen.

Die entbürokratisierte Pflegedokumentation

Sollte es vorkommen dass hier kein relevantes Problem vorkommt, dann schreiben Sie dies bitte auch so ins Formular. So ist nachvollziehbar, dass nichts außer Acht gelassen wurde.

Es kann vorkommen, dass der Pflegebedürftige in diesem Themenfeld für sich kein Problem sieht obwohl offensichtlich ein pflegerisches Problem vorliegt (z.B. Pat ist auf einem Auge blind). Der Patient hat dieses Problem gut kompensiert (Pat hat auf dem anderen Auge 100 % Sehkraft) und sieht nun hier keinen Handlungsbedarf, dann muss dieser Aspekt auch nicht weiter im Pflegeprozess behandelt werden.

Ziel der Pflege ist es die Wünsche im ersten Feld, also die Wünsche des Pflegebedürftigen pflegerisch zu erfüllen und nicht die Wünsche der Pflegefachkraft.

Die entbürokratisierte Pflegedokumentation

6.3 Mobilität und Beweglichkeit

In diesem Themenfeld schätzen Sie die Fähigkeiten des Pflegebedürftigen in Bezug auf die eigene Mobilität und Beweglichkeit ein.

Einige Fragemöglichkeiten sind bereits in der oberen Zeile dargestellt.

In der vorherigen Form der Pflegeplanung behandeln Sie hier die Aktivität "Bewegung". Es fließen aber auch weitere Aktivitäten ein: "Sicherheit" und "Vitale Funktionen".

Beschreiben Sie hier aus fachlicher Sicht folgende Probleme oder Fähigkeiten:

- Gehen (Qualität (Schwanken, Unsicher, nach vorn gebeugt, Trippelschritte, schlürfend ...) und Quantität (Wie weit kann der Pflegebedürftige gehen ...),
- Stehen,
- Liegen,
- Sitzen,
- Hinsetzen,
- Aufstehen,
- Treppen steigen,
- Lage im Sitzen verändern,
- Lage im Liegen verändern,

Die entbürokratisierte Pflegedokumentation

- Beweglichkeit aller großen und kleinen Gelenke (Besondere Beachtung aufgrund möglicher Kontrakturen),
- Schmerzen bei Bewegung (Besondere Beachtung da Expertenstandard),
- Mögliche pflegerische Risiken wie Dekubitus, Thrombose, Pneumonie oder Kontrakturen,
- Umgang des Pflegebedürftigen mit Hilfsmitteln,
- Zustand der Hilfsmittel,
- Bedarf an Hilfsmitteln,
- Sicherheit bei der Mobilität in Bezug auf die Sturzgefahr,
- Wohnraumgestaltung in Bezug auf Mobilität und Sturzgefahr,
- physiologische und psychische Belastbarkeit (Atemnot, Schwindel, Erschöpfung),
- Medikamente die die Mobilität und Beweglichkeit beeinflussen können,
- Angst des Pflegebedürftigen sich zu bewegen (aufgrund von Schmerzen oder vorangegangener Sturzereignisse),
- Einsatz von freiheitseinschränkenden Maßnahmen,
- Wissen und Handeln von Angehörigen oder Bezugspersonen,

Die entbürokratisierte Pflegedokumentation

- Beratungsbedarf des Pflegebedürftigen und seinen Bezugspersonen.
- Auch das Wissen des Pflegebedürftigen über dieses Themenfeld und der damit verbundenen Risiken kann hier mit aufgegriffen werden.

Beschreiben Sie die relevanten Probleme und Fähigkeiten möglichst genau und präzise, jedoch nur so ausführlich wie nötig, denn Sie müssen immer daran denken, dass Sie nur begrenzten Platz zur Verfügung haben.

Das primäre pflegerische Interesse sollte es sein die Mobilität und Beweglichkeit Wiederherzustellen bzw. Aufrechtzuerhalten, denn mit der Mobilität stehen alle anderen Themenfelder in engen Bezug zueinander. Ist die Mobilität eingeschränkt hat dies Auswirkungen auf alle anderen Themenfelder.

Wichtig in diesem Themenfeld ist es auch hier die pflegerischen Probleme aus Sicht des Pflegebedürftigen zu kompensieren. Sieht er selbst hier kein Problem ist es auch (meist) nicht erforderlich Maßnahmen zu ergreifen (Außer natürlich bei drohenden Risiken wie Dekubitus, Thrombose etc. die nur wir als Pflegefachkräfte fachlich einschätzen können).

Die entbürokratisierte Pflegedokumentation

6.4 Krankheitsbezogene Anforderungen und Belastungen

In diesem Themenfeld beschreiben Sie die Situation des Pflegebedürftigen bei der Bewältigung und Kompensierung pflegerischer Probleme hinsichtlich seiner Erkrankungen und / oder pflegerischer Risiken und Phänomene wie z.B.:

- Schmerz,
- Inkontinenz,
- Thrombose,
- Kontraktur …

Wenn beispielsweise der Pflegebedürftige inkontinent ist, wie geht er oder / und seine Angehörigen und Bezugspersonen mit dieser Erkrankung um? Kennt er die Hintergründe der Erkrankung, Hilfsmittel, Behandlungsstrategien oder kann er das Problem anders kompensieren? Was tun die Angehörigen und Bezugspersonen? Gibt es Beratungsbedarf?

In diesem Themenfeld behandeln Sie, wenn Sie die ursprüngliche Pflegeplanung zugrunde legen, die Aktivitäten "Vitale Funktionen" und "Sicherheit". Es fließen jedoch auch viele andere Aktivitäten mit ein.

Hier ist es wichtig zu beschreiben wie der Pflegebedürftige mit seinen Einschränkungen und Erkrankungen umgeht:

- Nimmt er seinen Gesundheitszustand realistisch wahr?

Die entbürokratisierte Pflegedokumentation

- Kann er seine Vitalzeichen messen und bei Abweichungen entsprechend reagieren?
- Kann er mögliche Risiken erkennen und entsprechend reagieren und z.B. Hilfe anfordern oder zum Arzt gehen?
- Kann er Medikamente anfordern, richten und nach ärztlicher Anordnung einnehmen?
- Kann er beispielsweise Wunden selbstständig versorgen oder die Trachealkanüle selbst reinigen, pflegen und wechseln?
- Ist er im Umgang mit Hilfsmitteln, wie z.B. Sauerstoffgerät, Absauggerät, Blutzuckermessgerät, Kompressionsstrümpfe oder auch Insulinpen sicher?
- Ist er ausreichend mit Hilfsmitteln versorgt oder benötigt er weitere Hilfsmittel? Sind die Hilfsmittel in einem funktionstüchtigen Zustand?

Mögliche Themen sind außerdem:

- Körpertemperatur,
- Atmung,
- Blutdruck,
- Puls,
- Sauerstoffsättigung,
- Gewicht,
- Größe,
- Blutzucker,

Die entbürokratisierte Pflegedokumentation

- Ausscheidungen (Urin, Stuhl, Sputum, Erbrechen),
- Hautzustand,
- Bewusstseinszustand,
- Lähmungen,
- Bewegungseinschränkungen,
- Flüssigkeitsbilanz,
- MRSA,
- ESBL,
- Besonderheiten bei der Ernährung und vieles mehr.

Bitte zählen Sie hier keine medizinischen Diagnosen oder ärztlich verordnete Therapien / Medikamente auf, die bereits an anderer Stelle dokumentiert sind, auf. Beschreiben Sie die Probleme und Fähigkeiten genau und präzise, jedoch nur so ausführlich wie nötig.

Die entbürokratisierte Pflegedokumentation

6.5 Selbstversorgung

In diesem Themenfeld schätzen Sie Probleme und Fähigkeiten des Pflegebedürftigen im Bereich der eigenständigen Versorgung bei alltäglichen Verrichtungen ein.

Früher hätten Sie in der Pflegeplanung hauptsächlich die Aktivitäten "Körperpflege", "Essen & Trinken", "Ausscheiden", "An- & Auskleiden", "Ruhen & Schlafen" sowie "Beschäftigung" hier behandelt.

Dieses Themenfeld ist sehr genau zu behandeln, da hier der größte pflegerische Aufwand benötigt wird.

Die Probleme und Ressourcen des Klienten in diesem Themenfeld sind auch maßgeblich für die Ermittlung der Pflegestufe bzw. des Pflegegrades.

Behandeln Sie bitte hier folgende Fragen:

- Kann der Pflegebedürftige die Körperpflege (Waschen, Duschen, Baden, Intimpflege, Hautpflege) selbstständig durchführen?
- Wo benötigt er Unterstützung bei der Körperpflege?
- Benötigt der Pflegebedürftige Unterstützung bei:
    - Mundpflege,
    - Zahnpflege,
    - Haare waschen und kämmen,
    - Finger- und Fußnagelpflege.

Die entbürokratisierte Pflegedokumentation

- Gibt es Besonderheiten bei der Körperpflege?
- Benötigt der Pflegebedürftige Unterstützung beim Zubereiten der Mahlzeiten,
- beim Einkaufen von Lebensmitteln oder bei der Nahrungsaufnahme?
- Kann er mit Besteck essen?
- Welche Lieblingsgerichte hat der Pflegebedürftige?
- Wieviel isst er gern?
- Gibt es Besonderheiten beim Essen und Trinken?
- Welche Getränke mag er und wieviel trinkt er im normalen Alltag?
- Gibt es biografische Besonderheiten in Bezug auf das Thema Essen und Trinken?
- Kann der Pflegebedürftige die Toilette selbstständig aufsuchen?
- Kann er sich vor und nach dem Toilettengang an- und auskleiden?
- Wie ist die Beschaffenheit des Weges zur Toilette in Bezug auf die Sturzgefahr?
- Besteht eine Inkontinenz?
- Kann der Pflegebedürftige die Intimhygiene selbstständig durchführen?
- Benötigt er Hilfsmittel (Toilettensitzerhöhung, Toilettenstuhl, Urinflasche etc.)?
- Setzt er die Hilfsmittel sachgerecht ein?

Die entbürokratisierte Pflegedokumentation

- Sind die Hilfsmittel intakt?
- Kann der Pflegebedürftige mit Inkontinenzmaterialien umgehen und kann er das IKM selbst anlegen und ablegen?
- Kennt er die Chancen und Risiken von IKM?
- Benutzt er für ihn angepasstes IKM (z.B. offenes statt geschlossenes IKM)?
- Kann der Pflegebedürftige sich selbst an- und auskleiden?
- Kann er sich die Kleidung selbst aus dem Schrank nehmen?
- Kann er witterungsgerechte Kleidung aussuchen?
- Kann er Kleidung selbst einkaufen, reinigen und bei Bedarf reparieren oder ersetzen?
- Entspricht die Kleidung seinem Rollenbild?
- Gibt es biografische Besonderheiten in Bezug auf die Kleidung?
- Trägt der Pflegebedürftige für ihn angepasste und angenehm sitzende Schuhe (Sturzgefahr)?
- Kann der Pflegebedürftige das Bett selbst aufsuchen und verlassen?
- Kann er seine Position im Bett ausreichend selbst ändern?
- Hat er Einschlafrituale?

Die entbürokratisierte Pflegedokumentation

- Hat er Einschlaf- oder Durchschlafstörungen (z.B. häufiges nächtliches Wasserlassen)?
- Ist der Schlaf durch äußere Einflüsse gestört?
- Hat der Pflegebedürftige einen normalen Tagesrhythmus?
- Schläft er ausreichend?
- Ist er am Tage oft müde obwohl er lang geschlafen hat?
- Kann der Pflegebedürftige seine Zeit selbstständig sinnvoll einteilen?
- Kann er sich selbstständig beschäftigen?
- Was übernehmen die Angehörigen oder Bezugspersonen und wo unterstützen Sie den Pflegebedürftigen?
- Besteht Beratungsbedarf?

Trotz dieser umfangreichen Fragestellungen müssen Sie auch hier die wichtigsten Erkenntnisse herausfiltern, denn Sie haben nur diesen begrenzten Platz in der Strukturierten Informationssammlung zur Verfügung.

Es ist auch nicht vorgesehen zusätzliche Blätter oder Formulare zu verwenden, denn diese sehr komprimierte Form der Informationssammlung ist der eigentliche Sinn der entbürokratisierten Pflegedokumentation.

So wurden beispielsweise sehr genaue Vorgaben vom Bundesministerium an die Softwarehersteller gemacht: Für jedes Feld in

Die entbürokratisierte Pflegedokumentation

der Strukturierten Informationssammlung dürfen nur 1024 Zeichen in Schriftgröße 11 und der Schriftart „Arial" vorgesehen werden. Das entspricht gerade 6,4 SMS die Sie mit dem Mobiltelefon versenden könnten.

Sie sehen also, dass Sie sich hier ausschließlich auf die wichtigsten Informationen beschränken sollten und sehr wahrscheinlich oft mit Abkürzungen arbeiten werden. Bedenken Sie hierbei jedoch, dass Sie nur Abkürzungen verwenden sollten, die jeder an der Pflege Beteiligte der die SIS liest oder lesen könnte auch kennt und versteht.

Die entbürokratisierte Pflegedokumentation

6.6 Leben in sozialen Beziehungen

In diesem Themenfeld schätzen Sie die Probleme und Fähigkeiten des Pflegebedürftigen zum sozialen Umfeld und zur sozialen Teilnahme ein.

In der Pflegeplanung würden Sie hier die Aktivitäten "Soziale Beziehungen", "Mann oder Frau sein" und "Existenzielle Erfahrungen" abhandeln. Es fließen aber auch andere Aktivitäten, wie z.B. "Kommunikation", "Mobilität", "Sicherheit" und "Beschäftigung" ein.

Folgende Fragen könnten Sie sich bei der Einschätzung stellen:

- Welche sozialen Kontakte (Familie, Bekannte, Freunde, Arbeitskollegen ...) hat der Pflegebedürftige?
- Kann er diese Kontakte selbst pflegen und halten sowie neue Kontakte herstellen?
- Lebt der Pflegebedürftige allein oder zusammen mit anderen Bezugspersonen?
- Lebt er in sozialer Isolation oder zieht sich bewusst zurück?
- Kann der Klient um die sozialen Kontakte zu halten oder neue Kontakte herzustellen selbstständig seinen Wohnraum verlassen?
- Kann er an Festen und Feiern teilnehmen?

Die entbürokratisierte Pflegedokumentation

- Welche Hobbies hat der Pflegebedürftige und kann er diese heute weiterhin ausüben?
- Welche Rolle spielen soziale Kontakte für den Pflegebedürftigen?
- Kann er seine Zeit selbstständig gestalten und einteilen?
- Kann er sich an wichtige Termine (z.B. Geburtstage, Hochzeitstag etc.) erinnern?
- Wie gestaltet der Pflegebedürftige seine Zeit am liebsten?
- Gibt es biografische Besonderheiten?
- Was übernehmen Angehörige oder Bezugspersonen?
- Kann der Pflegebedürftige telefonieren oder sogar mit Medien wie PC, Internet und sozialen Netzwerken umgehen?
- Nutzt er Angebote in seinem näheren oder entfernteren Umfeld?
- Kann der Pflegebedürftige ein KFZ oder öffentliche Verkehrsmittel benutzen?
- Benötigt er Hilfsmittel?
- Setzt er die Hilfsmittel sachgemäß ein?
- Sind die Hilfsmittel intakt?
- Kennt er Angebote zu Beschäftigung und sozialem Zusammensein in seiner näheren Umgebung?
- Kennt er alle Möglichkeiten die es ihm ermöglichen neue Kontakte herzustellen?

Die entbürokratisierte Pflegedokumentation

- Kann er mit belastenden Beziehungen und Situationen umgehen?
- Gibt es neurotische, affektive oder psychotische Störungen oder Erkrankungen?
- Hat der Pflegebedürftige ein gestörtes Selbstbild oder ist die Interaktionsfähigkeit eingeschränkt?
- Nimmt er seine Rolle als Mann oder Frau an und lebt sie aus?
- Gibt es wichtige einschneidende Erlebnisse des Pflegebedürftigen in der Vergangenheit?
- Kann der Pflegebedürftige seine Religion ausleben?
- Hat er Angst vor dem Sterben?
- Ist der Pflegebedürftige sich seiner Situation bewusst und kann er damit umgehen?

Die entbürokratisierte Pflegedokumentation

6.7 Nur ambulante Pflege: Haushaltsführung

Beim Themenfeld Haushaltsführung gehen Sie aus fachlicher Sicht auf die Probleme und Fähigkeiten des Pflegebedürftigen bei der Wohnraumgestaltung sowie bei täglichen Aktivitäten innerhalb des Haushaltes ein.

Hierzu zählen beispielsweise folgende Fragestellungen:

- Kann der Klient seinen Haushalt selbstständig aufräumen und reinigen (z.B. Staubsaugen, Fußboden wischen, Staub wischen, Geschirr abwaschen und abtrocknen, Wäsche waschen und trocknen)?
- Kann der Pflegebedürftige den Müll entsorgen?
- Kann der Pflegebedürftige notwendige Besorgungen (Lebensmittel einkaufen, Reinigungsmittel einkaufen, Sonstige Waren des täglichen Bedarfs besorgen) selbst erledigen?
- Kann er auf Haltbarkeit von Lebensmitteln und deren fachgerechte Lagerung selbst achten?
- Kann der Pflegebedürftige selbst die Post oder Tageszeitung holen bzw. die Post zum Briefkasten bringen?
- Ist die Wohnung in einem sauberen und gepflegten Zustand?
- Ist die Wohnung an die Anforderungen des Pflegebedürftigen angepasst?

Die entbürokratisierte Pflegedokumentation

- Gibt es einen Fahrstuhl oder kann der Pflegebedürftige die Treppen selbst benutzen?
- Ist das Bad so eingerichtet das der Pflegebedürftige die Körperpflege ohne Risiken (Sturzrisiko) durchführen kann?
- Ist die Wohnung mit ausreichend Sitz- und / oder Haltemöglichkeiten ausgestattet?
- Kann der Pflegebedürftige den Herd selbstständig in Betrieb nehmen und ausschalten?
- Kann der Pflegebedürftige die Wohnung selbstständig beheizen und / oder lüften und kühlen?
- Gibt es Besonderheiten in der Wohnung (z.B. Ofenheizung, Treppen innerhalb der Wohnung etc.)?
- Kann der Pflegebedürftige sich selbst um Haustiere kümmern und hält er diese fachgerecht?
- Kennt der Pflegebedürftige Maßnahmen und Förderungen zur Wohnraumanpassung (z.B. Rollstuhltaugliche Einrichtung, Türen verbreitern, Bodenschwellen entfernen, ebenerdige Duschmöglichkeit, Rampen, Lifte etc.)?
- Was übernehmen Angehörige oder Bezugspersonen?
- Besteht Beratungsbedarf?

Die entbürokratisierte Pflegedokumentation

6.8 Nur stationäre Einrichtungen: Wohnen und Häuslichkeit

Beim Themenfeld Wohnen und Häuslichkeit gehen Sie aus fachlicher Sicht auf die Probleme und Fähigkeiten des Pflegebedürftigen bei der Wohnraumgestaltung sowie bei täglichen Aktivitäten innerhalb der Einrichtung ein die es ihm ermöglicht Selbstversorgungspotentiale auszuschöpfen.

Außerdem gehen Sie hier auf die Möglichkeiten ein wie der private Wohnraum des Pflegebedürftigen gestaltet werden kann.

Hierzu zählen beispielsweise folgende Fragestellungen:

- Kann der Klient selbstständig aufräumen und reinigen (z.B. Staubsaugen, Fußboden wischen, Staub wischen, Geschirr abwaschen und abtrocknen, Wäsche waschen und trocknen)?
- Kann der Pflegebedürftige Müll entsorgen?
- Gibt es in der Einrichtung die Möglichkeiten für den Pflegebedürftigen diese Tätigkeiten auszuführen?
- Kann der Pflegebedürftige Besorgungen (Lebensmittel einkaufen, Sonstige Waren des täglichen Bedarfs besorgen) selbst erledigen?
- Gibt es in der Einrichtung bzw. im erreichbaren Umfeld der Einrichtung Möglichkeiten den Einkauf zu erledigen und kann der Pflegebedürftige diese erreichen?

Die entbürokratisierte Pflegedokumentation

- Kann er auf Haltbarkeit von Lebensmitteln und deren fachgerechte Lagerung achten?
- Gibt es in der Einrichtung die Möglichkeit einen eigenen Kühlschrank aufzustellen?
- Gibt es in der Einrichtung einen Briefkasten für jeden Kunden?
- Kann der Pflegebedürftige selbst die Post oder Tageszeitung holen bzw. die Post zum Briefkasten bringen?
- Ist die Einrichtung an die Anforderungen des Pflegebedürftigen angepasst?
- Kann der Pflegebedürftige den Wohnraum selbstständig beheizen und / oder lüften und kühlen?
- Gibt es Besonderheiten in der Einrichtung?
- Gibt es in der Einrichtung die Möglichkeit Haustiere mitzubringen?
- Kann der Pflegebedürftige sich selbst um Haustiere kümmern und hält er diese fachgerecht?
- Was übernehmen Angehörige oder Bezugspersonen?
- Besteht Beratungsbedarf?
- Gibt es biografische Besonderheiten?

Die entbürokratisierte Pflegedokumentation

6.9 Erste fachliche Einschätzung der für die Pflege und Betreuung relevanter Risiken und Phänomene

Erste fachliche Einschätzung der für die Pflege und Betreuung relevanter Risiken und Phänomene	Dekubitus				Sturz				Inkontinenz				Schmerz			
	Ja	Nein	Weitere Einschätzung notwendig Ja	Nein	Ja	Nein	Weitere Einschätzung notwendig Ja	Nein	Ja	Nein	Weitere Einschätzung notwendig Ja	Nein	Ja	Nein	Weitere Einschätzung notwendig Ja	Nein
Kognition und Kommunikation	☐	☐	☐	☐	☐	☐	☐	☐	☐	☐	☐	☐	☐	☐	☐	☐
Mobilität und Bewegung	☐	☐	☐	☐	☐	☐	☐	☐	☐	☐	☐	☐	☐	☐	☐	☐
Krankheitsbezogene Anforderungen und Belastungen	☐	☐	☐	☐	☐	☐	☐	☐	☐	☐	☐	☐	☐	☐	☐	☐
Selbstversorgung	☐	☐	☐	☐	☐	☐	☐	☐	☐	☐	☐	☐	☐	☐	☐	☐
Leben in sozialen Beziehungen	☐	☐	☐	☐	☐	☐	☐	☐	☐	☐	☐	☐	☐	☐	☐	☐

Die Risikomatrix auszufüllen ist nicht schwer. Es sieht nur etwas kompliziert aus.

Grundsätzlich ist die Risikomatrix sehr gut geeignet um schnell und übersichtlich darzustellen ob ein Risiko für den Pflegebedürftigen vorhanden ist und wenn ja ob es weiter beobachtet werden muss bzw. ein Differentialassessment ausgefüllt werden muss oder ob eine Beratung zum Risiko und dessen Folgen für den Pflegebedürftigen ausreichend ist.

Es kann auch sein, dass der Pflegebedürftige das Risiko selbst durch verschiedene Maßnahmen minimiert.

Die Matrix sollte immer ausgefüllt werden auch wenn überall "Nein" angekreuzt wird. So ist gesichert dass keine Information übersehen wird.

Die entbürokratisierte Pflegedokumentation

Die Risikomatrix stützt sich ganz allein auf die fachliche Kompetenz der ausfüllenden Pflegefachkraft. Die Pflegefachkraft entscheidet ob ein Risiko vorhanden ist und ob weitere Schritte eingeleitet werden sollen. Dies erfordert ein hohes Maß an Wissen und Verantwortung. Wichtig ist hierbei, dass die Pflegefachkraft die getroffenen Entscheidungen fundiert begründen kann.

Das jeweilige Risiko z.B. Dekubitus wird in der Matrix mit jedem Themenfeld in Verbindung gebracht. Dies wurde aus dem Grunde heraus gemacht, da z.B. der Dekubitus sich auf die verschiedenen Themenfeldern unterschiedlich auswirken kann. Ist der Dekubitus bei den kognitiven und kommunikativen Fähigkeiten für den einen pflegebedürftigen Menschen eher unbedeutend so hat der Dekubitus aber Auswirkungen auf die Mobilität und ganz sicher auch auf die Krankheitsbezogenen Anforderungen und Belastungen.

Auch das Sturzrisiko kann in unterschiedlichen Bereichen des Lebens unterschiedliche Auswirkungen haben. Die Mobilität und Beweglichkeit hat ganz sicher einen hohen Einfluss auf das Sturzrisiko. Auch die kognitiven Fähigkeiten können großen Einfluss auf das Sturzrisiko haben insbesondere bei an Demenz erkrankten Pflegebedürftigen. Auch das Leben in sozialen Beziehungen kann Einfluss auf das Sturzrisiko haben und natürlich

Die entbürokratisierte Pflegedokumentation

auch umgekehrt, da es vorkommen kann, dass sich der pflegebedürftige Mensch aufgrund eines vorangegangenen Sturzes nicht mehr traut die Wohnung zu verlassen.

Ein weiteres Beispiel ist die Inkontinenz. Das Themenfeld "Leben in sozialen Beziehungen" kann für den einen Menschen der mobil ist und gern Veranstaltungen besucht einen großen Stellenwert in Bezug auf die Inkontinenz haben, während die Inkontinenz für einen bettlägerigen Pflegebedürftigen in diesem Themenfeld kaum eine Rolle spielt. Daher ist es so wichtig zwischen den Themenfeldern zu differenzieren um die Bedürfnisse des Pflegebedürftigen noch weiter herauszustellen und individueller Maßnahmen planen zu können.

Außerdem ist es sehr wichtig, wenn in der Matrix "Ja" angekreuzt wurde immer fachlich zu entscheiden wie mit diesem Risiko weiter umgegangen wird. Wird das Risiko noch weiter und ausführlicher mit Differentialassessments (z.B. Bradenskala, Sturzrisikoskala etc.) beleuchtet oder reicht es in angemessenen Zeitabständen das Risiko erneut einzuschätzen.

Es kann auch Sinn machen, den Pflegebedürftigen zu einem Risiko zu beraten und die Beratung zu dokumentieren. Dies ist dann möglich wenn für ein Risikobereich kein pflegerischer Auftrag vorliegt, dieses Risiko aber eindeutig vorhanden ist (Beispiel: Pflegebedürftiger ist inkontinent, der Pflegedienst hat aber nur den Auftrag die Medikamente zu verabreichen). Im Formular

Die entbürokratisierte Pflegedokumentation

der strukturierten Informationssammlung für die ambulante Pflege ist hier speziell ein Feld „Beratung" vorhanden.

Es kann auch die Situation entstehen, dass ein Risiko nicht eindeutig erkannt werden kann. Dann kann die Pflegefachkraft erst einmal das Feld "Beobachten" ankreuzen und den Pflegebedürftigen dann in kurzen Zeitabständen genau auf dieses Risiko hin weiter beobachten und zum gegebenen Zeitpunkt die Matrix erneut ausfüllen und anpassen.

Das ganz rechte Feld wurde leer gelassen um ein individuelles Risiko oder Phänomen des Pflegebedürftigen einzutragen und einzuschätzen. Möglich sind z.B. noch Kontrakturen, Thrombose, Harnwegsinfektion, Soor- und Parotitis, Pneumonie und weitere. Sollten hier weitere Felder benötigt werden kann die Pflegefachkraft entweder ein weiteres Formular der SIS oder ein zusätzliches Blatt benutzen. Das Qualitätsmanagement könnte auch ein entsprechendes Formular entwickeln in welchem zusätzliche Risiken und Phänomene eingeschätzt werden können.

Die entbürokratisierte Pflegedokumentation

6.10 Ausfüllanleitung zur Maßnahmenplanung

Nachdem Sie die SIS ausgefüllt, alle erforderlichen Assessments ausgearbeitet und zusammen mit dem Pflegebedürftigen und/oder seinen Angehörigen das weitere Vorgehen ausgehandelt haben, kommen Sie zum nächsten Schritt im Pflegeprozess: Die Planung aller Maßnahmen.

Die Maßnahmenplanung ist, wie vorher die Pflegeplanung, das Herzstück des Pflegeprozesses in der neuen entbürokratisierten Pflegedokumentation.

In der Maßnahmenplanung planen Sie sämtliche Maßnahmen die am und mit dem Pflegebedürftigen durchgeführt werden. Diese Maßnahmen bringen Sie außerdem in eine Struktur die ganz verschieden von Ihnen ausgearbeitet werden kann.

Sie können die Maßnahmenplanung in Form eines Tagesablaufplans strukturieren oder auch gestaffelt nach den Diensten (Früh-, Spät- und/oder Nachtdienst) - in einigen Einrichtungen wird diese Form bereits seit längerer Zeit praktiziert.

Außerdem gibt es noch die Möglichkeit die einzelnen Maßnahmen den einzelnen Berufsgruppen (Pflegekräfte, Pflegefachkräfte, Betreuungskräfte etc.) welche an der Pflege und Betreuung des Pflegebedürftigen beteiligt sind, zuzuordnen.

In der ambulanten Pflege kann es sinnvoll sein die Maßnahmenplanung an den jeweiligen Einsätzen auszurichten oder auch

Die entbürokratisierte Pflegedokumentation

nach Leistungskomplexen zu strukturieren. Zudem ist es möglich sich nach den Themenkomplexen (Kommunikation & Kognition, Mobilität & Beweglichkeit usw.) welche in der strukturierten Informationssammlung aufgeführt sind zu richten.

Sie können alle einzelnen Formen auch vermischen und ihre ganz eigene Maßnahmenplanung erstellen.

Wichtig ist jedoch am Ende eine klare und strukturierte Maßnahmenplanung zu erstellen die von allen an der Pflege Beteiligten einfach gelesen und verstanden werden kann. Ich würde im Moment die Aufteilung und Strukturierung nach Diensten (Früh-, Spät- und/oder Nachtdienst) sowie nach gewissen Zeiträumen vornehmen.

Achten Sie bei der Planung darauf keine genauen Uhrzeiten in die Maßnahmenplanung einzutragen sondern eher Zeiträume. Dies ist sinnvoll da jede Abweichung von der Planung im Pflegebericht vermerkt werden muss. Weichen Sie also bei der Uhrzeit nur um wenige Minuten ab müssten Sie den Grund der Abweichung theoretisch bereits im Pflegebericht notieren. Schreiben Sie also daher eher Zeiträume in die Planung von wann bis wann eine Maßnahme durchgeführt wird und wie lange diese im Idealfall dauern sollte. So haben Sie auch bei unvorhersehbaren Verzögerungen im pflegerischen Ablauf einen Zeitpuffer.

Die entbürokratisierte Pflegedokumentation

Es kann sehr sinnvoll für die Planung der Maßnahmen sein, die Dauer der einzelnen Maßnahmen möglichst genau mit zu notieren. So kann die Planung des Pflegealltags bzw. des "Stationsablaufes" übersichtlicher gestaltet und Pflegekräfte besser eingesetzt werden. Werten Sie die Dauer der Maßnahmen aller Ihrer Pflegebedürftigen aus, so erhalten Sie eine schnelle Übersicht über den Personalbedarf in Ihrem Bereich. Durch den Einsatz verschiedener Farben können Sie die Zeiten sogar einzelnen Berufsgruppen (Pflegekräfte, Pflegefachkräfte, Betreuungskräfte usw...) zuordnen und so noch genauer den Zeit- und Personalbedarf berechnen.

Einer der wichtigsten Neuerungen bei der Maßnahmenplanung ist der Inhalt der Maßnahmen. Als die Maßnahmenplanung noch "Pflegeplanung" hieß, sollten hier nur Probleme, Ressourcen, Ziele und Maßnahmen geplant werden, die die Pflege des Pflegebedürftigen betreffen. Bei der Maßnahmenplanung gibt es eine entscheidende Veränderung: Sie formulieren hier sämtliche Maßnahmen die im Tagesverlauf am und mit dem pflegebedürftigen Menschen durchgeführt werden.

Sie formulieren also:

- Pflegerische Maßnahmen,
- Behandlungspflege,
- Betreuungsangebote,
- Therapien,

Die entbürokratisierte Pflegedokumentation

- Freizeitbeschäftigungen und
- Jegliche andere Maßnahmen

Auch dieses Vorgehen erfordert erneut eine sehr genaue Übersicht der Pflegefachkraft über den pflegerischen Ablauf beim Pflegebedürftigen.

Die Maßnahmenplanung muss immer eine Pflegefachkraft schreiben. Sie sollte jedoch alle anderen an der Pflege beteiligten Personen sowie natürlich den Pflegebedürftigen selbst und/oder seine Angehörigen bei der Planung einbeziehen. Diese Personen können an der Erstellung der Maßnahmenplanung sehr wirkungsvoll mitarbeiten.

Nun könnte man meinen dass die Maßnahmenplanung sehr lang wird weil jeder einzelne Schritt im pflegerischen Ablauf niedergeschrieben werden muss - das ist tatsächlich so. Sie können jedoch die Zeit der Erstellung und den Umfang der Maßnahmenplanung erheblich reduzieren indem Sie standardisierte Abläufe im Qualitätshandbuch hinterlegen und mittels Kürzel in der Maßnahmenplanung auf den jeweiligen Standard verweisen. Sie können beispielsweise für die Körperpflege standardisierte Abläufe festlegen.

In der Maßnahmenplanung könnte der Eintrag dann folgendermaßen aussehen:

Die entbürokratisierte Pflegedokumentation

Name: Hans Müller			Monat: Januar Jahr: 2016		Nummer: 1
	ZEITRAUM	DAUER (Min.)	MASSNAHME	WER? (PFK, PK...)	HDZ
HDIENST	Zwischen 9 und 10 Uhr	35 Minuten	Körperpflege durchführen nach **Standard Nr. 13 QMH 2**; Bei der Körperpflege bitte beachten: Herr Müller wäscht sich das Gesicht gern mit kaltem Wasser.	Pflegekraft	Mbe

*"Zeitraum: Zwischen 9 Uhr und 10 Uhr / Dauer: 35 Minuten / Maßnahme: Körperpflege durchführen nach **Standard Nr. 13 QMH 2**; Bei der Körperpflege bitte beachten: Herr Müller wäscht sich das Gesicht gern mit kaltem Wasser. / Wer?: Pflegekraft / HDZ: Mbe".*

Gibt es bei dem Pflegebedürftigen Besonderheiten bei der Körperpflege so müssen diese in der Maßnahmenplanung abweichend vom Standard beschrieben werden. Auf das Qualitätsmanagement in Ihrer Einrichtung wird eine gewaltige Menge Arbeit zukommen, aber nur durch die Standardisierung immer wiederkehrender Abläufe lässt sich der Aufwand bei der Erstellung der Maßnahmenplanung erheblich reduzieren. Auch dies ist ausdrücklich der Sinn der entbürokratisierten Pflegedokumentation.

Überlegen Sie im besten Fall zusammen mit den Pflegekräften und allen anderen an der Pflege beteiligten Personen welche Abläufe sich gut für eine Standardisierung eignen. Die meisten Ein-

Die entbürokratisierte Pflegedokumentation

richtungen verfügen bereits über einige Standards, Leitlinien oder Handlungsempfehlungen. Diese können nun weiter ausgearbeitet und spezieller an die Gegebenheiten der Einrichtung und der neuen Pflegedokumentation angepasst werden. Dafür können Sie auch das Instrument der Qualitätszirkel benutzen und so alle Berufsgruppen einbeziehen. Stellen Sie außerdem sicher, dass alle Mitarbeiter die standardisierten Abläufe kennen und wissen wo sie diese finden können.

Für die Pflegefachkraft die die Maßnahmenplanung erstellt könnten Sie eine tabellarische Übersicht aller Standards erstellen, damit diese beim Erstellen schneller die benötigten Informationen finden kann.

Bei der Erstellung der Maßnahmenplanung ist es sehr wichtig auf die Bedürfnisse des Pflegebedürftigen einzugehen die er am Anfang der strukturierten Informationssammlung angegeben hat und die im Wortlaut des Pflegebedürftigen notiert wurden. Diese Aussagen sind als Ziele unseres pflegerischen Handelns zu sehen. Danach sollten sich alle Maßnahmen ausrichten.

Die Pflegefachkraft die die Maßnahmenplanung erstellt muss besonders darauf Acht geben keine eigenen Ziele, die nicht im Interesse des Pflegebedürftigen stehen, verfolgen zu wollen. Dieses Vorgehen hat sich nämlich in den letzten Jahren in fast allen Einrichtungen etabliert. Die Wünsche und Bedürfnisse des Pfle-

Die entbürokratisierte Pflegedokumentation

gebedürftigen sind bei der "Pflegeplanung" oft etwas in den Hintergrund gerückt und stattdessen wurden zuerst die aus fachlicher Sicht wichtigen Ziele verfolgt. Dies ist aber nicht der Sinn der Entbürokratisierten Pflegedokumentation.

Die entbürokratisierte Pflegedokumentation

6.11 Ausfüllanleitung zum Durchführungsnachweis und Pflegebericht

Diese Art des Leistungsnachweises ist zurzeit nur in der stationären Pflege möglich. In der ambulanten Pflege werden die Nachweise für die Kranken- oder Pflegekasse in Form von Leistungskomplexen dargestellt. Diese Leistungskomplexe müssen zurzeit auch einzeln für die Kassen gekürzelt und nachgewiesen werden. Dies ist Grundlage für die Abrechnung der erbrachten Pflegeleistungen. Daher kann in der ambulanten Pflege hier nur wenig Zeit und Aufwand eingespart werden. Es könnte natürlich sein, dass sich zu diesem Thema zukünftig etwas ändert. Zurzeit ist beim Durchführungsnachweis in der stationären Pflege jedoch ein sehr hohes Einsparpotential vorhanden.

Die entbürokratisierte Pflegedokumentation

ABER ACHTUNG: DIES GILT AUSSCHLIESSLICH FÜR DIE PFLEGERISCHEN MASSNAHMEN. DIE MASSNAHMEN DER BEHANDLUNSGPFLEGE MÜSSEN WEITERHIN EINZELN NACHGEWIESEN UND GEKÜRZELT WERDEN.

Wenn Sie die Handlungsempfehlung genau studiert haben, dann ist ihnen sicherlich aufgefallen, dass Sie eigentlich gar keinen Durchführungsnachweis mehr führen müssen. Mir bestätigten jedoch viele Pflegekräfte, Wohnbereichsleitungen und Pflegedienstleitungen, dass es auch für die Pflegekräfte sicherer ist ihre erbrachten Leistungen zumindest mit einem Handzeichen pro Dienst zu bestätigen. Zum einen haben die Pflegekräfte selbst den Nachweis dass Sie die geforderte Arbeit durchgeführt haben und für die Wohnbereichs- bzw. Pflegedienstleitung hat dieses Handzeichen auch einen gewissen Wert indem bei Unklarheiten zur pflegerischen Versorgung der jeweilige Mitarbeiter einfach identifiziert und befragt werden kann.

Auch empfehle diesen Durchführungsnachweis mit jeweils einem Handzeichen pro geleisteten Dienst aus den zuvor genannten Gründen.

Die Handzeichen werden wie folgt gesetzt: Ist die Pflege wie in der Maßnahmenplanung erfolgt, so kürzelt die Pflegekraft im entsprechenden Feld (z.B: "Frühdienst JA"). Wurde von der Pflege abgewichen, so muss das Handzeichen im zweiten Feld gesetzt

Die entbürokratisierte Pflegedokumentation

werden (z.B: "Frühdienst NEIN"). Zusätzlich muss im Pflegebericht begründet werden aus welchem Grund von der geplanten Pflege abgewichen wurde. Wichtig ist hierbei auch, dass im Pflegebericht ein Verlauf erkennbar ist.

Es muss auch immer erkennbar sein, dass auf Veränderungen der Pflegesituation des Pflegebedürftigen entsprechend reagiert wurde (z.B: Bei dauerhafter Verschlechterung des Gesundheitszustandes muss die Maßnahmenplanung und ggf. die SIS sowie die Assessments angepasst werden).

Wurde von der Pflege nicht abgewichen und diese so durchgeführt wie sie vom Pflegebedürftigen gewünscht und von der Pflegefachkraft geplant dann erfolgt KEIN Eintrag im Pflegebericht.

Es hat sich in letzter Zeit bereits gezeigt, dass der Pflegebericht nicht mehr so oft mit nichtssagenden Phrasen (z.B: "Keine Besonderheiten" oder "Pat. geht es gut" oder "Bew. gibt keine Beschwerden an") vollgeschrieben wurde. Aber es finden sich noch immer vereinzelt diese Aussagen in den Pflegeberichten. Dies ist ausdrücklich seit einigen Jahren (2004) nicht erwünscht, weder vom MDK noch von anderen Institutionen.

In meinem Formular habe ich außerdem die Spalte "Evaluation" hinzugefügt. Dies ist sinnvoll um auf einen Eintrag im Pflegebericht zu reagieren oder um nach einem vor festgesetzten Evaluationszeitraum direkt im Pflegebericht die Wirkung der geplanten

Die entbürokratisierte Pflegedokumentation

Maßnahmen zu evaluieren. Hier können Sie vermerken ob die Pflege entsprechend den Wünschen des Pflegebedürftigen durchgeführt wurde, welche Maßnahmen ggf. nicht wirkungsvoll waren und angepasst werden müssen oder ob "Ziele bzw. Wünsche des Pflegebedürftigen" erfüllt wurden und ob es nun neue Ziele oder Wünsche des Pflegebedürftigen gibt.

Zusätzlich habe ich die Spalte "Vitalwerte" mit auf das Formular gebracht. Hier können sämtliche Vitalwerte passend zum gesundheitlichen Zustand des Pflegebedürftigen und zum entsprechenden Eintrag im Pflegebericht eingetragen werden.

Beispiel:

"Vitalwerte": Temp: 39,3 °C; "Pflegebericht": Herr Müller gab an sich heute nicht wohl zu fühlen. Er hustet stark ohne Auswurf, hat erhöhte Temperatur und friert trotz dicker Bettdecke. Er möchte heute nicht grundpflegerisch versorgt werden...;

Dieses kombinierte Formular ist für mich eine optimale Lösung die entbürokratisierte Pflegedokumentation auch tatsächlich umzusetzen.

Bitte benutzen Sie nur die Formulare die Sie unbedingt benötigen. Hinterfragen Sie vor der Einführung der Entbürokratisierung der Pflegedokumentation jedes einzelne Formular und Assessment welche Sie in Ihrer Einrichtung verwenden. Beschränken Sie die Anzahl an Formularen unbedingt auf das Nötigste. Die

Die entbürokratisierte Pflegedokumentation

Entbürokratisierung kann nur effektiv sein, wenn so wenig wie möglich Formulare eingesetzt werden.

Wenn Sie einen Pflegebedürftigen neu aufnehmen so statten Sie die Pflegedokumentation anfangs nur mit den allerwichtigsten Formularen aus. Assessmentformulare werden nur in die Pflegedokumentation eingebracht wenn der Pflegebedürftige ein Risiko aus fachlicher Sicht aufweist. Füllen Sie bitte keine Bradenskala aus wenn der Pflegebedürftige kein Dekubitusrisiko aufweist. Es erfordert sehr viel Mut auf die ganzen Formulare zu verzichten, die vorher ausgefüllt wurden.

Wenn Sie jedoch die entbürokratisierte Pflegedokumentation in Ihrer Einrichtung implementieren möchten, dann auch mit allen Konsequenzen und nicht halbherzig.

Vielen Dank.

Die entbürokratisierte Pflegedokumentation

7 Fallbeispiel

7.1 Beispiel anhand eines praktischen Falles zum Ausfüllen der Strukturierten Informationssammlung (SIS)

Herr Bäcker ist 83 Jahre alt und wohnt allein in seiner 2 Zimmer Wohnung in der ersten Etage eines Mehrfamilienhauses. Seine Frau ist vor 3 Jahren verstorben. Ihren Verlust kann er nur sehr schwer verkraften. Er hat 2 Kinder, seinen Sohn Jens und seine Tochter Marie und außerdem 4 Enkelkinder. Alle besuchen ihn oft und unterstützen ihn bei den Aktivitäten des täglichen Lebens. Vor zwei Wochen ist er auf dem Weg zum Supermarkt gestürzt und hat sich ein Bein gebrochen. Vor 2 Tagen wurde er aus dem Krankenhaus entlassen und benötigt nun erheblich mehr Unterstützung bei der Körperpflege und bei allen anderen Verrichtungen. Seine Angehörigen können diesen erhöhten Bedarf an Pflege nicht leisten. Hin und wieder vergisst er auch seine Medikamente einzunehmen und es kommt auch vor, dass er Medikamente vertauscht und nicht richtig einnimmt.

Die Angehörigen und Herr Bäcker haben sich nun zusammen entschieden die Hilfe eines ambulanten Pflegedienstes zu suchen. Herr Bäcker möchte nämlich auf keinen Fall in ein Altenheim umziehen. So lange es irgendwie möglich ist, soll die Pflege und Betreuung in der eigenen Wohnung stattfinden.

Sie führen nun das Erstgespräch mit Herrn Bäcker sowie seinen Angehörigen durch:

Die entbürokratisierte Pflegedokumentation

7.2 Was bewegt Sie im Augenblick? Was können wir für Sie tun? Was bewegt Sie?

Ich bin ja gestürzt vor ein paar Tagen und kann jetzt nicht mehr so einfach einkaufen gehen. Das machen jetzt meine Kinder für mich. Ich kann jetzt auch nicht mehr mal schnell auf die Toilette gehen. Besonders nachts ist es sehr schwierig, wenn ich mal muss. Ja, meine Tochter muss mir auch helfen beim Waschen am Morgen. Ich komme einfach nicht mehr weit genug runter um die Beine und Füße zu waschen. Als ich aus dem Krankenhaus zurück kam dachte ich, es geht schon irgendwie aber das klappt doch nicht so wie ich dachte. Essen mache ich mir allein – das schaffe ich schon. Die Medikamente nehme ich auch immer ein so wie sie mein Arzt verordnet hat. (Tochter: „Papa du vergisst manchmal deine Tabletten zu nehmen und bringst sie auch durcheinander.") Ach naja das ist ein- oder zweimal passiert – bin ja auch nicht mehr der Jüngste… - wäre vielleicht doch ganz gut wenn ich da etwas Hilfe bekomme und jemand der mich erinnert. Sind ja auch ganz schön viele Tabletten die ich nehmen muss – morgens und abends. (Insgesamt 1012 Zeichen von 1024 möglichen Zeichen)

Die entbürokratisierte Pflegedokumentation

7.3 Kognitive und kommunikative Fähigkeiten

Herr Bäcker kann sich verbal und nonverbal äußern, kann Hilfe anfordern und ist situativ, zur eigenen Person und örtlich stets vollständig orientiert. Er ist zeitweise zeitlich desorientiert (Uhr in der Küche zeigt nicht die richtige Zeit an, kein Kalender sichtbar – Vorschlag an die Angehörigen dies entsprechend zu ändern). Herr Bäcker hat altersgemäße Einschränkungen beim Sehen und trägt eine Brille zum Lesen. Sonst benötigt er keine laut seiner Aussage (Vorschlag: Sehfähigkeit und Brillenstärke nochmals überprüfen zu lassen wegen Sturzgefahr). Er besitzt ein Hörgerät welches er selbst einsetzt und damit gut zurechtkommt. Herr Bäcker kann Gefahren gut einschätzen – er benutzt zur eigenen Sicherheit einen Rollator beim Gehen (Rollator ist funktionstüchtig und in einem guten Zustand) (Vorschlag: Greifzange besorgen um heruntergefallene Gegenstände einfach aufheben zu können). Herr Bäcker kann das Telefon benutzen und hat auch ein Seniorenhandy welches er aber nicht gut bedienen kann (Vorschlag: Notrufanlage) (Insgesamt 1023 Zeichen von 1024 möglichen Zeichen)

Die entbürokratisierte Pflegedokumentation

7.4 Mobilität und Beweglichkeit

Herr Bäcker ist in der Mobilität erheblich eingeschränkt. Er kann nicht ohne personelle Unterstützung oder Rollator gehen. Er läuft sehr langsam und vorsichtig. Aufgrund seiner Unsicherheit ist die Sturzgefahr erhöht (Beratung bezüglich Gefahren / Folgen eines Sturzes sowie Beseitigung von Gefahrenquellen durchgeführt). Das betroffene Bein kann er nicht voll belasten. Längeres Stehen oder Gehen ist nicht möglich. Das Treppensteigen ist nur sehr langsam und mit personeller Unterstützung möglich. Den Umgang mit seinem Rollator beherrscht er sicher und er benutzt ihn immer bei Mobilisation. Längere Strecken müssen aktuell mit dem Rollstuhl bewältigt werden. Das Aufstehen aus dem Bett fällt ihm sehr schwer (Vorschlag: Pflegebett). Durch die Bewegungseinschränkungen und Schmerzen im betroffenen Bein ist die Gefahr einer Kontraktur gegeben (Beratung zu Kontrakturen und deren Vermeidung durchgeführt). (Vorschlag: Physiotherapie, Arzt hinzuziehen zum Behandeln der Schmerzen). Im Liegen ist Herr B. beschwerdefrei. (Insgesamt 1020 Zeichen von 1024 möglichen Zeichen)

Die entbürokratisierte Pflegedokumentation

7.5 Krankheitsbezogene Anforderungen und Belastungen

Herr Bäcker hat eine Operationswunde am betroffenen Oberschenkel welche er nicht selbstständig versorgen kann. Es muss ein Verbandswechsel nach ärztlicher Anordnung jeden zweiten Tag durchgeführt werden. In ca. 1 Woche werden die Fäden durch den Hausarzt gezogen. Außerdem hat Herr Bäcker diverse Schürfwunden an beiden Armen und im Gesicht, die verschorft und trocken sind. Diese Wunden müssen nicht weiter versorgt werden. Herr Bäcker kann seine Medikamente nicht selbst beim Arzt anfordern, richten und zur richtigen Zeit einnehmen. Zurzeit nimmt er Medikamente am Morgen und am Abend ein. Außerdem hat er bei Bedarf Schmerzmedikamente die er bis zu 4-mal tgl. selbstständig einnehmen darf. Dies vergisst er jedoch gelegentlich. Sein Hausarzt kommt bei Bedarf zum Hausbesuch (Vorschlag: Termin mit Hausarzt in der Wohnung von Herrn B. vereinbaren um Verordnungen und Rezepte ausstellen zu lassen und die aktuelle Situation von Herrn B. sowie das weitere Vorgehen zu besprechen). (Insgesamt 981 Zeichen von 1024 möglichen Zeichen)

Die entbürokratisierte Pflegedokumentation

7.6 Selbstversorgung

Herr Bäcker kann die Körperpflege nicht selbstständig vollständig durchführen. Er benötigt Hilfe und Unterstützung bei der Pflege des Rückens sowie der Beine und Füße. Er kann sich nicht selbstständig duschen, da er nicht lange stehen kann (Vorschlag: Duschstuhl oder Duschhocker beantragen). Er benötigt Hilfe beim An- und Auskleiden insbesondere des Unterkörpers aufgrund der Bewegungseinschränkungen. Herr Bäcker ist teilweise urininkontinent und vollständig stuhlkontinent. Er benutzt kleine Einlagen für Männer weil er es manchmal nicht rechtzeitig auf die Toilette schafft (Beratung durchgeführt zu Inkontinenz und IKM sowie weiteren Hilfsmitteln). Das Hinsetzen und Aufstehen auf bzw. von die/der Toilette fällt ihm schwer aber er schafft es mit einiger Kraftanstrengung selbst (Toilettensitzerhöhung und Haltegriffe im Bad sind ausreichend vorhanden). Herr B. kann sich einfache Mahlzeiten selbstständig zubereiten und einnehmen. Oft sind Angehörige vor Ort zu den Mahlzeiten. Den Einkauf übernehmen Angehörige. (Insgesamt 1021 Zeichen von 1024 möglichen Zeichen)

Die entbürokratisierte Pflegedokumentation

7.7 Leben in sozialen Beziehungen

Herr Bäcker kann aufgrund seiner Mobilitätseinschränkungen nicht vollständig selbstständig am sozialen Leben teilnehmen. Herr Bäcker hat Angehörige die ihn oft besuchen und zu denen er ein gutes und liebevolles Verhältnis hat. Vor seiner Erkrankung ist er selbst zum Einkaufen gegangen und hat dort oft Bekannte und Freunde getroffen. Wenn es möglich ist dann möchte Herr Bäcker wieder selbst einkaufen gehen. Herr Bäcker nimmt gern an Veranstaltungen in seinem Ort teil. In der aktuellen Situation muss er dorthin begleitet werden. Soweit es möglich ist übernehmen Angehörige dies. Den Verlust seiner Frau bedauert er immer noch sehr und er gibt an, dass er sie sehr vermisst. Herr Bäcker schaut am Abend gern TV. Am Morgen hört er gern Radio. Seinen Tagesablauf kann er zeitweise nicht selbstständig strukturieren, weil er zeitweise nicht weiß wie spät es ist (Vorschlag: Möglichst in jedem Raum eine gut sichtbare Uhr sowie einen Kalender anbringen, bei jedem Kontakt mit Herrn B. Datum, Tag und Uhrzeit mitteilen). (Insgesamt 1018 Zeichen von 1024 möglichen Zeichen)

Die entbürokratisierte Pflegedokumentation

7.8 Haushaltsführung

Herr Bäcker kann seinen Haushalt nicht selbstständig führen. Die Reinigung der Wohnung kann er nicht mehr durchführen. Die Angehörigen übernehmen die Reinigung des Schlaf- und Wohnzimmers. Die Reinigung der Küche und des Bades übernimmt der Pflegedienst. Die Wohnung ist in einem aufgeräumten und sauberen Zustand. Den Müll kann er nicht selbstständig entsorgen. Herr Bäcker kann das Waschen seiner Wäsche nicht selbstständig durchführen. Angehörige sprechen sich mit Mitarbeitern des Pflegedienstes ab ob und wann Wäsche gewaschen oder zum Trocknen aufgehängt werden müssen. Herr Bäcker kann hier auch jederzeit Hilfe anfordern. Das Einräumen des verschmutzten Geschirrs in den Geschirrspüler kann er selbstständig durchführen. Beim Ausräumen des Geschirrspülers benötigt Herr Bäcker Hilfe und Unterstützung. (Vorschlag und Beratung: Behindertengerechter Umbau der Dusche, Möglichkeiten der Hilfsmittelversorgung zur Vereinfachung des täglichen Lebens)
(Insgesamt 953 von 1024 Zeichen)

8. Literaturverzeichnis

- Bundesministerium für Gesundheit, Elisabeth Beikirch et al (2014), Abschlussbericht des Projektes „Praktische Anwendung des Strukturmodells - Effizienzsteigerung der Pflegedokumentation in der ambulanten und stationären Langzeitpflege".
- Bundesministerium für Gesundheit, Elisabeth Beikirch et al (2014), Anlagenband zum Abschlussbericht.
- http://www.bmg.bund.de/pflege/vereinfachung-in-der-pflegedokumentation.html, abgerufen am 23.09.2014 um 21:49 Uhr
- http://www.pflege-management.de/kommentar-zur-ent-buerokratisierung-der-pflegedokumentation/ abgerufen am 23.09.2014 um 20:32 Uhr

Die entbürokratisierte Pflegedokumentation

Für weitere Informationen und Artikel rund um die Pflegedokumentation und Pflegeplanung besuchen Sie bitte meinen Onlineshop:

www.Pflegeplanungen.com

Hier finden Sie auch komplette Beispieldokumentationen für Ihre ambulante oder stationäre Einrichtung.

Außerdem finden Sie hier Formulierungshilfen für die Pflegeplanung und Beispielpflegeplanungen.

Des Weiteren habe ich für Pflegekräfte viele nützliche Artikel im Angebot.

Vielen Dank!

Ihr Mathias Berger

Berlin im November 2015